Palliative Care und Forschung

Reihe herausgegeben von

Martin W. Schnell, Institut für Ethik und Kommunikation, Private Universität
Witten/Herdecke GmbH, Witten, Deutschland

Christian Schulz-Quach, IoPPN, King's College London, London, UK

Christine Dunger, Witten, Deutschland

AF172885

Palliative Care ist eine interprofessionelle, klinisch und kommunikativ ausgerichtete Teamleistung, die sich an Patienten und deren Angehörige richtet. Bei der Versorgung eines Palliativpatienten geht es nicht nur um die Behandlung krankheitsbedingter Symptome, sondern vor allem auch um Zuwendung an die Adresse eines Patienten, um die Schaffung geeigneter Versorgungsangebote, um die Unterstützung von Familien und um konkrete Mitverantwortung. Über die Erfahrungswelten von Palliativpatienten in Deutschland gibt es nur wenige Erkenntnisse. In diesem Bereich besteht ein Forschungsbedarf, der sich auf Sachthemen wie die subjektiven Sichtweisen von Patienten und Angehörigen, auf Interaktionen am Lebensende, auf Lebenswelten des Sterbens und nicht zuletzt auf soziale Strukturen von Versorgungseinheiten bezieht. Diese und andere Sachthemen können durch qualitative und sozialwissenschaftliche Forschungsmethoden erschlossen werden, die in Deutschland bislang nur sehr selten im Bereich der Erforschung von Palliative Care eingesetzt werden. Die Reihe Palliative Care und Forschung möchte mithelfen, diesen Mangel im deutschen Sprachraum zu beseitigen.

Weitere Bände in der Reihe https://link.springer.com/bookseries/11108

Martin W. Schnell ·
Christian Schulz-Quach ·
Christine Dunger
(Hrsg.)

Assessments in der Palliativausbildung und -versorgung

Eine psychometrische Instrumententestung

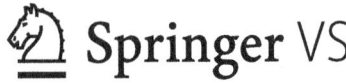 Springer VS

Hrsg.
Martin W. Schnell
Lehrstuhlinhaber für Sozialphilosophie
und Ethik im Gesundheitswesen,
Fakultät für Gesundheit
Universität Witten/Herdecke
Witten, Nordrhein-Westfalen,
Deutschland

Christian Schulz-Quach
Division of Psychosocial Oncology
Princess Margaret Cancer Centre
Toronto, Kanada

Christine Dunger
Wiss. Mitarbeiterin am Lehrstuhl für
Sozialphilosophie und Ethik im
Gesundheitswesen
Private Universität Witten/Herdecke
gGm
Witten, Deutschland

ISSN 2625-2708   ISSN 2625-2716 (electronic)
Palliative Care und Forschung
ISBN 978-3-658-35964-5   ISBN 978-3-658-35965-2 (eBook)
https://doi.org/10.1007/978-3-658-35965-2

Die Deutsche Nationalbibliothek verzeichnet diese Publikation in der Deutschen Nationalbiblio-
grafie; detaillierte bibliografische Daten sind im Internet über http://dnb.d-nb.de abrufbar.

Planung/Lektorat: Stefanie Eggert
Springer VS ist ein Imprint der eingetragenen Gesellschaft Springer Fachmedien Wiesbaden GmbH
und ist ein Teil von Springer Nature.
Die Anschrift der Gesellschaft ist: Abraham-Lincoln-Str. 46, 65189 Wiesbaden, Germany

Vorwort

Palliative Care ist eine interprofessionelle, klinisch und kommunikativ ausgerichtete Teamleistung, die sich an Patienten und deren Angehörige richtet. Bei der Versorgung eines Palliativpatienten geht es nicht nur um die Behandlung krankheitsbedingter Symptome, sondern vor allem auch um Zuwendung an die Adresse eines Patienten, um die Schaffung geeigneter Versorgungsangebote, um die Unterstützung von (Wahl-)Familien und um konkrete Mitverantwortung. Manchmal sind diese interpersonalen und sozialen Hilfeleistungen in einem entsprechenden, ambulanten oder stationären Setting die einzige Leistung, die von der Palliativversorgung am Lebensende noch erbracht werden kann.

Über die Erfahrungswelten von Palliativpatienten und Hospizgästen in Deutschland gibt es nur wenige Erkenntnisse. In diesem Bereich besteht ein Forschungsbedarf, der sich auf Sachthemen wie die subjektiven Sichtweisen von Patienten und Angehörigen, auf Interaktionen am Lebensende, auf Lebenswelten des Sterbens und nicht zuletzt auf soziale Strukturen von Versorgungseinheiten bezieht.

Diese und andere Sachthemen können durch qualitative, quantitative und andere Forschungsmethoden, die im weitesten Sinne sozialwissenschaftlich ausgerichtet sind, erschlossen werden. Obgleich diese Methoden auch in Deutschland vermehrt Eingang in die Forschungslandschaft erhalten haben, sind die besondere Perspektive und entsprechende Studien weiterhin zu fördern.

Die Buchreihe *Palliative Care und Forschung* möchte diesen Prozess unterstützen. Zu diesem Zweck bietet jeder Band der Reihe:

- die Darstellung einer qualitativ bzw. sozialwissenschaftlich ausgerichteten Methode,
- eine wissenschaftstheoretische Reflexion dieser Methode,

- eine Studie, die die Erschließungskraft der Methode im Bereich Palliative Care bei der Arbeit vorstellt und die damit zugleich Wissen über bestimmte Aspekte der Erfahrungswelten von Palliativpatienten präsentiert,
- die Kommentierung ausgewählter Primär- und Sekundärliteratur zur dargestellten Methode.

Diese Buchreihe richtet sich an: Forscher, Nachwuchswissenschaftler, evidenzbasiert arbeitende Versorger (Ärzte, Pflegende, Therapeuten), Studierende im Bereich von Palliative Care.

****

Im Mittelpunkt des durchlebten und begleiteten Lebensendes von Patienten steht unter anderem eine spezielle *Diversität*. Damit ist eine Besonderheit jener sozialen Beziehungen gemeint, die es nur am Lebensende gibt, weil sie das Lebensende selbst ausmacht: ein Mensch wird auf absehbare Zeit versterben und damit die Welt verlassen, die anderen, ihn begleitenden Menschen (Angehörige, Heilberufler, freiwillige Helfer) werden weiterleben und das Sterben des Versterbenden organisieren. Diese Diversität zeigt sich als eine Asymmetrie von Lebensbeendigung und Fortleben innerhalb derer die Welt als gemeinsam geteilter Lebensraum langsam versinkt (vgl. dazu: M.W. Schnell/Chr. Schulz: *Basiswissen Palliativmedizin*, 3. Aufl. 2020, Springer Verlag: Berlin/Heidelberg, Kap. 3). Bereits erschienen ist ein Fotoband „30 Gedanken zum Tod" (Martin W. Schnell/Christian Schulz, Berlin 2016), der die Problematik aus künstlerischer Sicht betrachtet.

Diversität als ein wesentlicher Aspekt des Lebensendes ist allen Forschungen, die der Palliativversorgung, dem Tod, den Angehörigen eines Sterbenden, den Mitglieder eines Palliative Care Teams, den Bürgern eines Hopizes gelten, gegenwärtig. Ihn berücksichtigt auch der Editionsplan der Buchreihe „Palliative Care und Forschung".

Band	Hrsg./Autoren	Titel	Methode	erschienen
1	Schnell/Schulz/Kolbe/Dunger	Der Patient am Lebensende	Qualitative Inhaltsanalyse	2013
2	Schnell/Schneider/Kolbe	Sterbewelten	Ethnographie	2014
3	Schnell/Schulz/Heller/Dunger	Palliative Care und Hospiz	Grounded Theory	2015
4	Schnell/Schulz/Kuckartz/Dunger	Junge Menschen sprechen mit sterbenden Menschen	Typologie	2016
5	Schnell/Schulz/Atzmüller/Dunger	Ärztliche Werthaltungen gegenüber nichteinwilligungsfähigen Patienten	Faktorieller Survey	2017
6	Schnell/Schulz-Quach/Dunger	30 Gedanken zum Tod	Framework Analysis	2018
7	Schnell/Dunger/Schulz-Quach	Pflege bei Atemnot am Lebensende	Rahmenanalyse	2019
8	Schnell/Dunger/Schulz-Quach	Behandlungsabbruch am Lebensende	Eine Grounded Theory	2019
9	Schnell/Schulz-Quach/Dunger	Entscheidungsfindung von professionellen Mitarbeitern in der Palliative Care	Zwei randomisiert-kontrollierte Studien	2021

Der hier nun vorliegende Band 10 (*„Assessments in der Palliativversorgung und – ausbildung"*) befasst sich mit Fragen der Qualitätssicherung der Behandlung von Patienten am Lebensende.

Die Steuerung der Patientenbehandlung in der Palliativversorgung erfolgt durch Assessmentinstrumente. Sie erfassen den Zustand des Patienten, seine Symptome, Bedürfnisse und erleichtern die weitere Planung. Eine gelungene Verwendung derartiger Instrumente beinhaltet, dass sie gültig, sensibel und zuverlässig sind. Diesem Nachweis dient die Instrumententestung. Am Beispiel von Assessments der Palliativversorgung wird eine solche Testung vorgeführt, erläutert und reflektiert.

Bei den vorgestellten drei Studien handelt es sich um die kumulative Dissertationsarbeit von Katharina Fetz im Fach Psychologie, die in englischer Sprache unter dem Titel *„Research Methodology in Palliative Care: An Evidence-Based Approach to Improve Educational and Clinical Assessment"* erschienen ist. Mit diesem Buch werden Bestandteile dieser Arbeit in einem Fachverlag veröffentlicht, die im Wesentlichen auf der deutschen Übersetzung des Rahmentextes der Dissertationsarbeit beruhen.

Für ihre unverzichtbare Mithilfe bei der Erstellung des Manuskripts bedanken wir uns bei Kerstin Pospiech-Form, Gabriel Biering und Thilo Bremer vom

Lehrstuhl für Sozialphilosophie und Ethik im Gesundheitswesen der Universität Witten/Herdecke.

im Juli 2021   Martin W. Schnell
Christian Schulz-Quach
Christine Dunger

Inhaltsverzeichnis

Instrumententestung im Licht der Wissenschaftstheorie

Martin W. Schnell und Christine Dunger

Wissenschaftstheorie ist eine Reflexion auf die Bedingungen der Möglichkeiten und deren Grenzen, durch die methodisch verfahrende Forschungen empirische Wahrheit, Sinn und Bedeutung hervorbringen. Empirische Forschung beansprucht, eine valide Forschungsfrage über die Ermittlung von Daten zu beantworten. Die Datenermittlung erfolgt mittels einer geeigneten, weil zur Forschungsfrage passenden Methode der Datenerhebung und einer ebenso passenden Methode der Datenauswertung. Geeignet sind Methoden, wenn ihre Verwendung Gütekriterien erfüllt und wenn sie die Daten, die zur Beantwortung der Forschungsfrage erforderlich sind, liefert. Dieser Zusammenhang gilt in besonderer Weise auch für die Verfahren der Instrumententestung.

1.1 Historisches Vorspiel

Galileo Galilei (1564–1642) führte eine Revolution in den Wissenschaften herbei. Er machte unter anderem neue, bis dahin unbekannte astronomische Beobachtungen im Hinblick auf den Planeten Venus. Seine Entdeckungen, die das bis dahin

M. W. Schnell (✉)
Gesundheit, Universität Witten/Herdecke, Witten, Deutschland
E-Mail: martin.schnell@uni-wh.de

C. Dunger
Universität Witten/Herdecke, Fakultät für Gesundheit, Witten, Deutschland
E-Mail: christine.dunger@uni-wh.de; christine.dunger@pmu.ac.at

Paracelsus Medizinische Privatuniversität, Institut für Pflegewissenschaft und –praxis, Salzburg, Österreich

© Der/die Autor(en), exklusiv lizenziert durch Springer Fachmedien Wiesbaden GmbH, ein Teil von Springer Nature 2022
M. W. Schnell et al. (Hrsg.), *Assessments in der Palliativausbildung und -versorgung*, Palliative Care und Forschung,
https://doi.org/10.1007/978-3-658-35965-2_1

vorherrschende ptolemäische Weltbild ablösten, beruhen aber nicht nur auf der Herausstellung neuer Inhalte, sondern ebenso auf einer Etablierung neuer Methoden. Während in der Antike die Wahrheit über den Kosmos durch philosophisches Nachdenken und Debattieren ermittelt worden ist, baute Galilei Fernrohre zur Beobachtung der Planeten. Er trug damit zur Etablierung einer bestimmten Art von empirischer Forschung bei, nämlich der Forschung unter Verwendung von Instrumenten (vgl.: Koyré, 1988). Augenschein und Nachdenken reichen nicht aus, um die Bewegung von Himmelskörpern erforschen zu können. Das Fernglas hilft hier wesentlich weiter.

Bereits Galilei musste sich mit dem Problem der Validität von Instrumenten beschäftigen. Wie kann gewährleistet werden, dass das Fernrohr auch zeigt, was es zeigen soll? Was ist, wenn zwei Fernrohre nicht dasselbe sichtbar machen? Der Wert der Beobachtung hängt von der Exaktheit des Schliffs der Linsen des Fernrohrs ab. Das Maß der Exaktheit und dessen Einhaltung verbürgt, dass die Beobachtungen den Anspruch der empirischen Wahrheit erfüllen.

1.2   Instrumente in der Gesundheitsversorgung

Als Instrument bezeichnet man heutzutage in der Forschung und der Behandlung nicht nur Geräte im engeren Sinne, wie eben das Fernglas oder Laborutensilien, sondern jedes strukturierte und auf Wiederholbarkeit angelegte Verfahren der Messung und Bewertung, welches Daten erheben will. In diesem Sinne können auch Skalen zur Ermittlung von Schmerz oder Mobilität oder Muskelstärke als Instrumente gelten. Die Bestimmung und die Durchführung von Gütekriterien, die ein Instrument erfüllen muss, um gültig zu sein, sind in der Gegenwart Gegenstand eines eigenen Fach in der Wissenschaft. In der Gesundheits- und Pflegeforschung dient die Testung von Assessmentinstrumenten der Bereitstellung von Kriterien zur Beurteilung und Bewertung der Patientenversorgung und ihrer Steuerung.

1.3   Assessmentinstrumente

Bevor es zur Testung kommt, müssen zunächst Instrumente, die getestet werden können, entwickelt werden. Assessmentinstrumente sollen die Bedürftigkeit eines Patienten erfassen und die Interventionen, die im weitesten Sinne zur Behandlung des Patienten nötig sind, bestimmen können (vgl.: Bosch et al., 2002).

Die Feststellung bzw. Messung eines Outcomes in der Palliativversorgung hilft dabei, Symptome und Bedürfnisse des Patienten sowie der Angehörigen einzuschätzen, Veränderungen in der Lebensqualität zu erkennen. Mittels dieser Feststellungen können die Kommunikation mit Patienten und Angehörigen gefördert, Entscheidungen gefällt, die Effektivität einer Behandlung oder Intervention beurteilt, sowie die Betreuung von Patienten und Angehörigen verbessert werden. Diese Aufgabe, die von Assessmentinstrumente erfüllt werden soll, wird von kritischen Anfragen begleitet (vgl.: Halek, 2003; *Bartholomeyczik & Halek*, 2004; Zegelin & Schnell, 2006).

Es gibt eine lange, seit 30 Jahren währende Diskussion darüber, ob diese Instrumente je sensibel genug sein können, um alle relevanten Aspekte von Bedürftigkeit, Krankheit und Behandlung erfassen zu können. Wie sehr dürfen Assessmentinstrumente standardisiert sein? Sollten sie Anschluss an formale Klassifikationen finden? Auch dann, wenn dieser zu Lasten kultureller Bodenhaftung geht? Trägt die Erhebung von motorischen, kognitiven und sozialen Daten nicht zu einem unverhältnismäßigen Aufwand bei, der zu Lasten der eigentlichen Versorgung geht? Stehen bei der Datenerfassung eher Defizite oder eher Ressourcen oder vielmehr die Bedürfnisse eines Patienten im Vordergrund? Ist es akzeptabel, wenn sich verschiedene Instrumente auf dasselbe beziehen und dabei zu unterschiedlichen Ergebnissen gelangen?

Diese und andere Fragen haben keine endgültigen Antworten gefunden. Die Spannbreite der Versorgungs- und Behandlungssettings insgesamt und die Fülle der Informationen innerhalb eines Settings, wie etwa der Palliative Care, sind offenbar zu groß, um sie alle erfassen zu können oder zu wichtig, um bestimmte definitiv als irrelevant aussondern zu können. Es gibt dementsprechend sehr viele Assessmentinstrumente und unter ihnen einige, die von ihrer Art her weit verbreitet sind.

1.4 Typen von Instrumenten

Es wird in der Regel zwischen folgenden Haupttypen unterschieden:

- Allgemeine Instrumente beinhalten körperliche, psychische und soziale Komponenten, um z. B. Lebensqualität bei unterschiedlichen Patientengruppen oder Erkrankungen zu messen.
- Spezifische Instrumente sind für spezielle Patientengruppen, Symptome oder Situationen entwickelt worden, so für die Palliativbetreuung z. B. die

Integrated Palliative Care Outcome Scale (IPOS) oder die Hospiz- und Palliativerfassung (HOPE).

- Eindimensionale Instrumente messen nur eine Dimension, also z. B. die Stärke eines Symptoms oder die Belastung durch eine Situation.
- Mehrdimensionale Instrumente decken entweder verschiedene Dimensionen eines Symptoms ab, z. B. die Stärke des Symptoms, die Beeinflussung des Alltags durch das Symptom und die psychische Belastung. Oder das Testinstrument beinhaltet mehrere Symptome und andere Betreuungsaspekte. (vgl.: Schnell & Schulz-Quach, 2019, S. 27 f.)

Es ist ergänzend zu erwähnen, dass es auch Instrumente gibt, die für die Messung von Outcomes in der Forschung und nicht für den praktischen Einsatz in der Patientenversorgung entwickelt werden. Auf diese gehen wir hier nicht weiter ein, möchten aber auf Assessments zur Messung von Lebensqualität verweisen (vgl. dazu: Moniz-Cook, 2018). Diese erheben die durchschnittliche Lebensqualität von Bevölkerungsgruppen und nicht von individuellen Patienten. Daher kommen sie in der Patientenversorgung nicht zur Anwendung. Schließlich existieren Instrumente, die sowohl in der Praxis als auch in der Forschung verwendet werden (vgl.: Higginson & Harding, 2007, Mularski, 2007).

1.5   Instrumententestung und ihre Gütekriterien

Der Einsatz von Instrumenten erhebt den Anspruch, dass die Informationen, die durch das jeweilige Instrument gewonnen werden sollen (z. B. Angaben über den körperlichen Status oder die Symptome oder die Auswirkungen der Erkrankung auf das Alltagsleben eines Patienten), der Wahrheit entsprechen. Diesen Anspruch können Instrumente erfüllen, wenn sie verschiedene Gütekriterien erfüllen (vgl.: Kromrey, 1986, S. 326 ff.).

Die Güte bezieht sich auf drei Aspekte: auf das Instrument selbst (Gütekriterium: Validität), die Verwendung des Instruments durch die Tester (Reliabilität) und auf den Kontext, auf den das Instrument von den Testern angewendet werden soll (Sensitivität).

Gütekriterien verbürgen die Qualität eines Instruments. Nur entsprechend geprüfte und damit getestete Instrumente sind für die Palliativversorgung geeignet.

Im Mittelpunkt der Instrumententestung stehen diese drei Gütekriterien (Bartholomeyczik & Halek, 2004, S. 58 f.):

- Die *Validität* beschreibt, ob das Testinstrument tatsächlich das misst, was es messen soll. Wenn die Qualität der Patientenbetreuung gemessen werden soll, dürfen nicht nur Angaben zu Symptomen erhoben werden, sondern auch solche nach erhaltenen Informationen und Kommunikation.
- Die *Reliabilität* bezeichnet die Zuverlässigkeit, mit der ein Instrument ein bestimmtes Merkmal misst, z. B. ob es unterschiedliche Ergebnisse bei wiederholter Messung gibt oder ob sich die Ergebnisse verändern, wenn unterschiedliche Interviewer Patientinnen oder Patienten befragen, bzw. Rater die Einschätzung vornehmen. Reliabilität bezeichnet eine gewisse Objektivität, die sich im Durchgang durch die Beurteilungen von Ratern ergibt und die als solche zugleich in einem Sinn unabhängig von den Ratern gilt.
- Die *Sensitivität* ist die Anpassungsfähigkeit eines Instruments an erwartete oder auch unerwartete Veränderungen innerhalb einer laufenden Therapie. Sensitivität im Sinne der Kontextsensibilität schließt ein, dass das Instrument praktikabel, also gut handhabbar und verständlich, ist. Sie ist nicht gleichzusetzen mit dem statistischen Maß der Sensitivität bei dem es darum geht, wie hoch der Anteil der positiven Testergebnisse ist, die tatsächlich als solche identifiziert werden (im Vergleich zur Spezifität, die den Anteil der korrekt als negativen bestimmten Testergebnisse misst).

Eine vertiefte Betrachtung der Gütekriterien erfolgt in Kap. 2 „Was ist eine evidenzbasierte Instrumententestung?"

Eine Instrumententestung ist keine singuläre Angelegenheit. Es ist sinnvoll und üblich, sie zu wiederholen, wenn begründete Zweifel an der Validität, der Reliabilität oder der Sensitivität eines Instruments auftreten. Eine Wiederholung trägt dazu bei, dass ein Instrument die Situation von Patientinnen und Patienten immer besser und damit angemessener erfassen kann.

Die Gütekriterien der Instrumententestung gelten ihrerseits, weil sie im Sinne Karl Poppers einen Beitrag zur Wahrheit der von den Instrumenten ermittelten Daten und Informationen leisten. Popper geht davon aus, dass es keine endgültige Verifizierung von Aussagen geben kann, wie noch sein Lehrer Moritz Schlick glaubte. Vielmehr könne nur von einer „Annäherung an die Wahrheit" (Popper, 1994, S. 428) gesprochen werden. Diese ist für empirische, also offene Forschung auch völlig ausreichend.

1.6   Beispiel für ein getestetes Instrument

Der *Karnofsky Performance Status Scale* (KPS) wird seit 1948 vor allem in der Onkologie eingesetzt und stützt sich auf die drei Dimensionen: die Aktivität des Patienten, seine Arbeitsfähigkeit und auf die Möglichkeit der Selbstversorgung bzw. Abhängigkeit von fremder Hilfe.

Die Skala wird in numerischen Werten von 0–100 % in Zehnerschritten angegeben, von 0 % (Tod) bis 100 % (keine Anzeichen einer Krankheit). Der Australian Karnofsky Performance Status (AKPS) ist eine Anpassung des KPS für die Palliativsituation, da er in verschiedenen Versorgungssettings eingesetzt werden kann. 1996 wurde in Kanada eine Adaption des KPS für die Palliativmedizin entwickelt, der Palliative Performance Scale (PPS). Die 2007 aktualisierte Version des PPS findet international Verwendung und dient ebenfalls zur Einschätzung des Funktionsstatus und zur Prognoseabschätzung. Der Index der Eastern Co-operative of Oncology Group (ECOG) wiederum wurde 1982 von einer Forschungsgruppe für klinische Studien erstmals publiziert und wird vor allem in der Onkologie eingesetzt. Er untersucht zwei Dimensionen: Aktivität des Patienten und Arbeitsfähigkeit. Die Skala verwendet ganzzahlige numerische Werte von 0 (volle Aktivität) bis 5 (Tod). (Tab. 1.1).

Tab. 1.1   (Karnofsky Performance Status Scale)

Prozente	Werte	Status des Patienten
100 %	0	Keine Beschwerden, keine Anzeichen einer Krankheit
90 %	0	Normale Aktivität, kaum Symptome
80 %	1	Normale Aktivitäten sind mit Anstrengung möglich
70 %	1	Selbstversorgung ist nicht durchgängig möglich
60 %	2	Einige Hilfestellungen sind nötig
50 %	2	Hilfe und medizinische Versorgung sind oft notwendig
40 %	3	Mehr als 50 % des Tages bettlägerig
30 %	3	Fast komplett bettlägerig
20 %	4	Komplett bettlägerig
10 %	4	Komatös, fast nicht kontaktfähig
0 %	5	Tod

1.7   Einordnung von Instrumentenentwicklung und -testung in den quantitativen Forschungsprozess

Wie zu Beginn beschrieben, wird als Instrument jedes strukturierte und auf Wiederholbarkeit angelegte Verfahren der Messung und Bewertung von Daten verstanden. Diese Funktion ist kein Selbstzweck, sondern dient, wie im vorigen Abschnitt an einigen Beispielen beschreiben, einerseits der Erhebung von Bedürfnissen oder Evaluation von Versorgung, andererseits der Untersuchung verschiedener empirischer Fragestellungen. Doch wie ist die Entwicklung und Testung selbst in den Forschungskontext eingebunden? Um dieser Frage nachzugehen, soll zunächst kurz auf die grundlegende Logik und das Paradigma hinter der Instrumentenentwicklung und -testung eingegangen werden.

Die Logik der hier beschriebenen Instrumente ist die einer Standardisierung von Messungen. Um dies zu erreichen, müssen Theorien (d. h. widerspruchsfreie Systeme von Hypothesen und Aussagen) operationalisiert werden. Im Gegensatz zur Erhebung von Daten, in denen die Selbstaussagen und -berichte einzelner Personen im Mittelpunkt stehen, um aus ihnen Zusammenhänge oder verbindende Prinzipien abzuleiten, steht also die Standardisierung, Messung und Testung bestehender Theorien und Hypothesen im Fokus. Die Karnofsky Performance Status Skala kann nur messen, was in ihr angelegt ist. Dieses wurde im Laufe der Zeit entwickelt und überarbeitet. Um andere Dimensionen als die genannten zu messen, oder Informationen über das persönliche Befinden der Betroffenen zu erfahren, ist sie nicht geeignet. Dafür ist sie aber auch nicht vorgesehen.

Die Entwicklung und Testung von Instrumenten folgen dem analytisch-logischen Paradigma quantitativer Forschung (vgl.: Schnell et al., 2011), weswegen hier kurz auf Kernaspekte der wissenschaftstheoretischen Position des kritischen Rationalismus eingegangen wird (eine ausführlichere Darstellung findet sich in Kap. 1, im Band 9 dieser Buchreihe).

Quantitative Forschungsmethoden der empirischen Sozialwissenschaften haben ihre wissenschaftstheoretische Begründung im kritischen Rationalismus, in dessen Mittelpunkt das Abgrenzungskriterium und die Falsifikation stehen vgl.: Stier, 1999, Schnell et al., 2011).

Wissenschaftliche Aussagen (Hypothesen oder Theorien) müssen, so Popper, an der Erfahrung überprüfbar sein und scheitern können (vgl.: Popper, 1994). Aus diesem Anspruch ergibt sich das Abgrenzungskriterium, d. h. die Abgrenzung wissenschaftlicher Sätze zu anderen, bspw. religiösen Sätzen. Wissenschaftliche Aussagen sind gültig, wenn die genutzten Begriffe und Sachverhalte, die diese beschreiben, einen empirischen Bezug haben. Strenggenommen, sind die damit verbundenen Ansprüche (Tab. 1.2) auch für die Instrumente anzuwenden.

Tab. 1.2 Abgrenzung wissenschaftlicher Sätze.

Kriterium	Bedeutung	Beispiele
synthetisch	widerspruchsfrei und logisch möglich	-Wenn ich Atemnot habe, bekomme ich gut Luft (unlogisch, widersprüchlich, obwohl erfahrbar, auf menschliche Welt bezogen, theoretisch falsifizierbar)
nicht metaphysisch	beschreibt erfahrbare Inhalte	
ausgezeichnet	bezieht sich auf die menschliche Welt	
Falsifizierbar	muss widerlegbar sein	-Nach dem Tod werde ich meine Angehörigen wiedertreffen (logisch möglich, nicht widersprüchlich, aber nicht auf, die menschlich erfahrbare Welt bezogen, nur theoretisch falsifizierbar) + Wenn ich mich anstrenge, werde ich atemnötig (logisch, nicht widersprüchlich, erfahrbar, auf menschliche Welt bezogen, falsifizierbar) + Wenn am Grab meiner verstorbenen Angehörigen stehe, berührt mich das emotional (logisch, nicht widersprüchlich, erfahrbar, auf menschliche Welt bezogen, falsifizierbar)

Aus dem letzten hier mit aufgegriffenen Anspruch, der Falsifizierbarkeit (Widerlegbarkeit) wissenschaftlicher Sätze, leitete Popper ab, dass wissenschaftliche Aussagen nur so lange als wahr gelten können, bis sie widerlegt werden. Dabei ist es unwichtig, wie viele Beweise es für ihre Gültigkeit gibt. Das berühmte Beispiel hierfür lautet: „Bekanntlich berechtigen uns noch so viele Beobachtungen von weißen Schwänen nicht zu dem Satz, daß *alle* Schwäne weiß sind." (Popper, 1994, S. 3).

Es ergibt sich ein deduktives Vorgehen, vom Allgemeinen zum Besonderen, bei dem aufgestellte Theorien an der Empirie, d. h. im Rahmen von Testung an Einzelnen widerlegt werden. Nur so lassen sich fehlerhafte Elemente der Theorien ausschließen und den Wahrheitsgehalt der Theorien steigern. Die immer wieder notwendige Überarbeitung bestehender Instrumente erscheint vor diesem Hintergrund vollkommen legitim und nicht als Zeichen von ungenauer wissenschaftlicher Arbeit oder Unstetigkeit. Ebenso schließen sich die beschriebenen

Gütekriterien logisch an. Validität (Misst das Testinstrument was es messen soll?), Reliabilität (Wie zuverlässig misst das Instrument das was es messen soll?) und Sensitivität (Wie anpassungsfähig und praktikabel ist das Instrument bezüglich der zu messenden Veränderungen?) entsprechen dem beschriebenen Anspruch. In der praktischen Umsetzung, d. h. für die Anwendung von Instrumenten, ist zudem das Gütekriterium der Praktikabilität wichtig. Insbesondere für Assessements, die in der Praxis angewendet werden sollen, spielt die Handhabbarkeit eine entscheidende Rolle. Niemand nutzt eine Selbst- oder Fremdeinschätzung, für die jemand viel Zeit beansprucht, dass diese an anderer Stelle fehlt, oder für die er zunächst die abgefragten Konzepte den Betroffenen erläutern muss.

Literatur

Bartholomeyczik, S., & Halek, M. (2004). *Assessmentinstrumente in der Pflege: Möglichkeiten und Grenzen,* Hannover: Schlütersche.

Bosch, S. et al. (2002). „Zur Anthropologie des bedürftigen Menschen im Zeichen der Gerechtigkeit", In M. W. Schnell (Hg.), *Pflege und Philoshie.* Bern: Hans Huber.

Halek, M. (2003). *Wie misst man Pflegebedürftigkeit?,* Hannover: Schlütersche.

Higginson, I. J., & Harding R. (2007). Outcome measurement. In J. M Addington-Hall, E. Bruera, I.J. Higginson, & S. Payne S. *Research methods in palliative care* (S. 99–110). Oxford University Press.

Koyré, A. (1988). *Galilei. Die Anfänge der neuzeitlichen Wissenschaft,* Berlin: Wagenbach.

Kromrey, H. (1986). *Empirische Sozialforschung.* 3. Aufl., Köln: UTB.

Moniz-Cook, E., Vernooij-Dassen, M., Woods, R., et al. (2008). A European consensus on outcome measures for psychosocial intervention research in dementia care. *Aging & Mental Health, 12*(1), 14–29.

Mularski, R.A., Rosenfeld, K., & Coons, S.J., et al. (2007). Measuring outcomes in randomized prospective trials in palliative care. *J Pain Symptom Manage, 34*(1 Suppl), 7-S19.

Popper, K. (1994). *Logik der Forschung,* Tübingen: Mohr Siebeck.

Schnell, M. W., & Schulz-Quach, C. (2019). *Basiswissen Palliativmedizin,* 3. Aufl., Berlin: Springer.

Schnell, R., Hill, P. B., Esser, E. (2011). *Methoden der empirischen Sozialforschung.* 9. Aufl., München: Oldenbourg Wissenschaftsverlag.

Stier, W. (1999). *Empirische Forschungsmethoden.* 2. Aufl., Berlin, Heidelberg: Springer-Verlag.

Zegelin, A., & Schnell, M.W. (2006). *Die Sprachen der Pflege,* Hannover: Schlütersche.

Was ist evidenzbasierte Instrumententestung?

Katharina Fetz

Nachdem im letzten Kapitel die Instrumententestung wissenschaftstheoretisch und –historisch vorgestellt worden ist, soll sie nun systematisch aus der methodischen Perspektive gezeigt werden. Es ist zunächst wichtig zu beachten, dass bei der Auswertung einer Outcome-Messung deren psychometrische Eigenschaften berücksichtigt werden müssen. Der in diesem Zusammenhang am häufigsten verwendete Ansatz ist die Klassische Testtheorie (KTT). Die KTT umfasst eine Reihe von Konzepten und Techniken, die die Grundlage für eine Vielzahl von Messinstrumenten bilden und einen Referenzpunkt für neuere Messansätze darstellt (DeVellis, 2006). Die KTT ist die Grundlage für die Entwicklung und Evaluation von vielen Fragebögen und Messinstrumenten (Bühner, 2011) was auf mehrere Vorteile der KTT zurückzuführen ist. Zunächst ist die KTT gut etabliert: Die meisten Forschenden, die schon einmal mit Testtheorie in Berührung gekommen sind, sind mit den grundlegenden Inhalten der KTT vertraut. Die Methoden der KTT sind für viele nachvollziehbar, während alternative und ergänzende Ansätze wie das Rasch-Modell und die Item-Response-Theorie dies nicht notwendigerweise sind (DeVellis, 2006). Darüber hinaus sind KTT-Methoden leicht anzuwenden (Henard, 2000) und Statistikprogramme für KTT-basierte Evaluationen sind weit verbreitet und vergleichsweise einfach zu benutzen (DeVellis, 2006). Einige zentrale Grundbegriffe der KTT sind in Tab. 2.1 dargestellt.

Viele Phänomene, die für die Palliative Care relevant sind, sind nicht direkt beobachtbar: Wissen, Fähigkeiten und Einstellungen, sowie Symptome und deren

K. Fetz (✉)
Fakultät für Gesundheit; Department für Psychologie und Psychotherapie, Universität Witten/Herdecke, Witten, Deutschland
E-Mail: Katharina.Fetz@uni-wh.de

© Der/die Autor(en), exklusiv lizenziert durch Springer Fachmedien Wiesbaden GmbH, ein Teil von Springer Nature 2022
M. W. Schnell et al. (Hrsg.), *Assessments in der Palliativausbildung und -versorgung*, Palliative Care und Forschung,
https://doi.org/10.1007/978-3-658-35965-2_2

Tab. 2.1 Grundbegriffe der Testtheorie

Psychometrie	Gebiet der Psychologie, das sich allgemein mit der Theorie und Methodik des Messens beschäftigt.
Klassische Testtheorie (KTT)	Weitverbreitete psychometrische Testtheorie. Der Schwerpunkt des Modells der klassischen Testtheorie liegt auf der Genauigkeit einer Messung bzw. auf der Größe des jeweiligen Messfehlers. Daher wird sie oft auch als Messfehlertheorie bezeichnet.
Latentes Konstrukt	In der Psychometrie postulierte Variable, die nicht direkt, sondern nur indirekt auf Basis messbarer Merkmale (Variable, manifeste) gemäß einer begründeten Schätzprozedur geschätzt werden kann.
Validität	Ausmaß, zu dem ein Instrument das misst, was es zu messen beabsichtigt.
Reliabilität	Genauigkeit bzw. Verlässlichkeit wissenschaftlicher Messungen.
Objektivität	Unabhängigkeit der Messergebnisse von den Rahmenbedingungen und verfälschenden Drittfaktoren der Messung.
Item	Testaufgabe in einem Fragebogen oder Leistungstest.
Skala	Ein Messinstrument, mit dem man empirischen Gegenständen Zahlenwerte zuordnet, die der Stärke der Eigenschaften dieser Gegenstände entsprechen.

Schweregrad sind allesamt latente Konstrukte, die nicht direkt messbar sind. Für Forschung, die sich auf das Assessment in diesem Bereich fokussiert, ist es unerlässlich, Proxy-Indikatoren (Variablen, die direkt beobachtet und gemessen werden können; in anderen Worten Stellvertretervariablen) zu definieren, die genaue Informationen über nichtbeobachtbare Variablen liefern. Die KTT bietet eine Reihe von Ansätzen, um zu bestimmen, wie erfolgreich solche Proxy-Indikatoren bei der Schätzung von Variablen sind, die nicht direkt mit Hilfe von beobachtbaren Informationen beobachtet werden können, wie z. B. Punktzahlen auf Fragebögen (DeVellis, 2006).

Eine zentrale Annahme der KTT ist, dass sich ein beobachteter Wert zusammensetzt aus dem tatsächlichen Zustand der latenten Variable (wahrer Wert) und dem Messfehler, der durch alle anderen Einflüsse auf den Proxy-Indikator bestimmt wird. Ähnlich wie bei vielen anderen statistischen Konzepten wird in der KTT angenommen, dass Messfehler zufällig sind, was bedeutet, dass andere

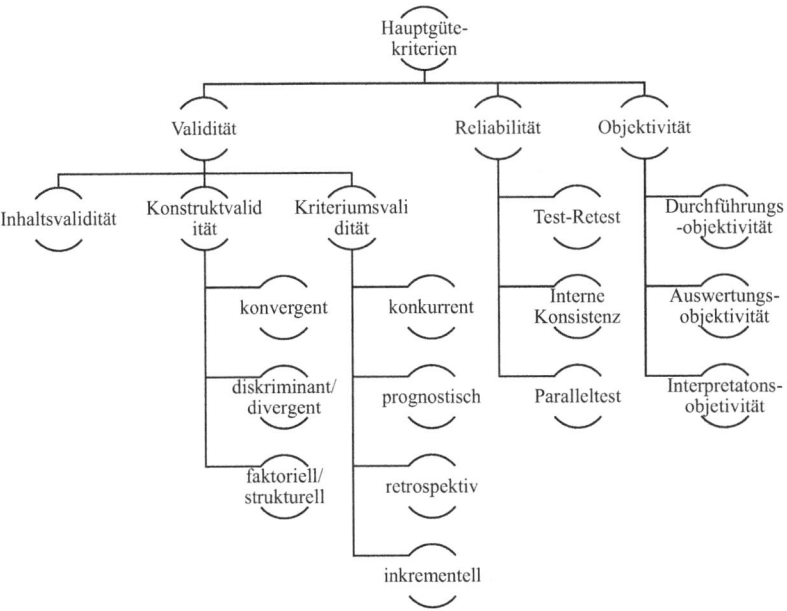

Abb. 2.1 Hauptgütekriterien der KTT und deren Unterkategorien

Einflüsse als der wahre Zustand mit gleicher Wahrscheinlichkeit den beobachteten Wert für jedes Item erhöhen oder verringern. Außerdem wird angenommen, dass diese Messfehler über die Items hinweg unabhängig voneinander sind. Folglich ist der Mittelwert aller Fehlereinflüsse gleich Null, da sie sich gegenseitig aufheben und keinen oder nur einen geringen Einfluss auf den Item-Mittelwert haben. Sie erhöhen lediglich die Variabilität der Items. Wie bereits erwähnt, gibt es neben der KTT noch weitere testtheoretische Ansätze, wie die Item-Response-Theorie (IRT) und die Generalisierbarkeitstheorie, auf die in diesem Buch aber nicht näher eingegangen werden soll.

In der KTT gibt es anerkannte Kriterien zur Beurteilung der Güte von Messungen. Es wird zwischen Hauptgütekriterien und Nebengütekriterien unterschieden. Hauptgütekriterien eines Tests sind dabei Reliabilität, Validität und Objektivität (Bühner, 2011; Eid & Schmidt, 2014; Sedlmeier & Renkewitz, 2013). Diese Gütekriterien sind nicht unabhängig voneinander, sondern bedingen sich gegenseitig. Abb. 2.1 gibt einen Überblick über die Hauptgütekriterien der KTT und deren Unterkategorien.

2.1   Reliabilität

Die Reliabilität bezieht sich auf den Grad der Genauigkeit eines Items oder einer ganzen Messung, oder mit anderen Worten auf die Größe des Messfehlers (DeVellis, 2006). Ein reliables Item sollte einen Messwert liefern, der relativ nahe am wahren Wert liegt. Dieser wahre Wert variiert zwischen den PatientInnen und hat zeitliche Schwankungen. Ein beobachteter Wert sollte diese Art der Variation widerspiegeln. Folglich sollten der wahre Wert und der beobachtete Wert kovariieren. Ein Index des Zusammenhangs zwischen dem wahren Wert und dem beobachteten Wert gibt Aufschluss darüber, wie gut ein Indikator den wahren Wert wiedergibt. In der Statistik wird dies typischerweise durch den quadrierten Korrelationskoeffizienten gemessen, der den Anteil der Varianz darstellt, der zwischen zwei Proxy-Indikatoren geteilt wird. Wenn die Items der Proxy-Indikatoren den wahren Wert genau messen, sollten sie hoch miteinander korrelieren. In der KTT wird dieses Ausmaß als die Reliabilität eines Items definiert. Die KTT befasst sich aber nicht mit spezifischen Eigenschaften einzelner Items, sondern Mengen von Items, die sich auf eine Dimension beziehen. Diese werden als Skala bezeichnet. Je mehr Items eine solche Skala umfasst, desto wahrscheinlicher ist es, dass sich zufällige Messfehler herausmitteln. Folglich bedingt eine hohe Zahl an Items eine bessere Skalenreliabilität. Je größer die gemeinsame Variation ist (je mehr die Items gemeinsam haben), desto wahrscheinlicher spiegeln sie einen wahren Wert wider.

Häufig verwendete Ansätze zur Untersuchung der Reliabilität sind die Schätzung der internen Konsistenz (Cronbachs α), Split-Half-Reliabilität, Paralleltest-Reliabilität und Test–Retest-Reliabilität (zeitliche Stabilität). Der Koeffizient α (Cronbach, 1951) ist das am häufigsten verwendeten Maß zur Beurteilung der internen Konsistenz (Coulacoglou & Saklofske, 2017) und liefert eine gute Schätzung der Reliabilität (Nunnally & Bernstein, 1994). Werte unter 0,7 deuten auf eine unzureichende Reliabilität hin (Coulacoglou & Saklofske, 2017). Cronbach et al. (1963) hatten Zweifel an der Hinlänglichkeit des Koeffizienten. Schmitt (1996) merkt an, dass er möglicherweise kein Maß für die Eindimensionalität ist und die Reliabilität in multidimensionalen Skalen unterschätzt.

2.2   Validität

Validität ist das Ausmaß, zu dem ein Instrument das misst, was es zu messen beabsichtigt (Bühner, 2011). Unterkategorien der Validität sind Inhaltsvalidität,

Konstruktvalidität und Kriteriumsvalidität (Bryant, 2000). Die Inhaltsvalidität beschreibt, ob der gesamte Test und jedes einzelne Item das Konstrukt, das gemessen werden soll, umfassend messen. Die Inhaltsvalidität kann nicht quantitativ gemessen werden, sondern basiert auf logischen und fachlichen Überlegungen (Bühner, 2011). Folglich wird die Inhaltsvalidität häufig anhand der subjektiven Einschätzung der Angemessenheit der gewählten Items durch ExpertInnen im jeweiligen Fachgebiet, im Falle von Palliative Care durch PatientInnen, Angehörige und Fachkräfte, evaluiert (Bausewein et al., 2009).

Mit der Inhaltsvalidität eng verwandte Aspekte sind die logische Validität und die Augenscheinvalidität (Laien können das gemessene Konstrukt erahnen), auch wenn es sich dabei nicht um wissenschaftliche Konzepte und damit nicht um Gütekriterien im engeren Sinne handelt. Im Kontext von Palliative Care haben Messinstrumente mit hoher Augenscheinvalidität jedoch das Potenzial, die Kooperation und Motivation der PatientInnen zu fördern und darüber hinaus das medizinische Fachpersonal zu ermutigen, Outcome-Maßnahmen durchzuführen (Bausewein et al., 2009; Nevo, 1985). Häufig leidet die Testentwicklung unter einer mangelhaften Evaluation der Inhaltsvalidität und Konstruktdefinition, wahrscheinlich, weil es viel einfacher ist, psychometrische Indizes für andere Validitätstypen zu berechnen. Streng genommen bezieht sich nur die Inhaltsvalidität auf die wörtliche Bedeutung von Validität, während Konstrukt- und Kriteriumsvalidität Ansätze sind, um die Validität von Schlussfolgerungen abzuschätzen, die mit Daten gemacht werden, die mit dem zu evaluierenden Maß gewonnen wurden (Bühner, 2011).

Kriteriumsvalidität bezieht sich auf den Zusammenhang der Testleistung mit externen Kriterien, die sich auf das gemessene Konstrukt beziehen. Unterkategorien der Kriteriumsvalidität sind prognostische, konkurrente, retrospektive und inkrementelle Validität. Konstruktvalidität schätzt ab, ob der Test das Attribut oder die Fähigkeit, die er messen soll, mithilfe quantitativer Indikatoren misst. Ein häufig verwendeter Ansatz ist die Korrelation mit bereits validierten Maßen desselben Konstrukts (konvergent) oder Maßen für ein anderes Konstrukt (diskriminant). Der große Nachteil dieses Ansatzes zeigt sich dann, wenn der Test mit anderen Tests verglichen wird, die möglicherweise keine ausreichende Inhaltsvalidität haben. Im engeren Sinne gehören konvergente, diskriminante und faktorielle Validität zur Konstruktvalidität.

2.3   Faktorenanalytische Ansätze

Ein in der KTT-basierten Testkonstruktion häufig verwendetes statistisches Verfahren zur Beurteilung der strukturellen Validität ist die Faktorenanalyse. Dieses
Verfahren dient der Untersuchung der Dimensionalität (Faktoren = Dimensionen) eines Maßes und bezieht sich auf die faktorielle oder strukturelle Validität,
die ein Teil der Konstruktvalidität ist (Bühner, 2011). Nach der KTT sollte
eine Skala, die mehrere Items enthält, eindimensional sein, das heißt, sie sollte
mehrere Items haben, die substanziell miteinander korreliert sind. Im Wesentlichen berechnet die Faktorenanalyse die offensichtlichste Ähnlichkeit in einer
Menge von Items. Das Ziel faktorenanalytischer Verfahren besteht oft darin, zu
bestimmen, wie viele Dimensionen eine Menge von Items enthält und wann man
aufhören sollte, Dimensionen zu extrahieren. Es gibt eine Reihe von objektiven
statistischen Ansätzen, um zu bestimmen, wann man aufhören soll, wie z. B. die
Maximum-Likelihood-Methode (Tucker & Lewis, 1973) und die Parallelanalyse
(Hayton et al., 2004). In der Praxis werden oft Kombinationen aus objektiven und
subjektiven Kriterien, wie z. B. die Frage, ob die aus der Faktorenanalyse her-
vorgehenden Itemgruppen einen interpretierbaren roten Faden haben, angewendet
(Nunally, 1975; DeVellis, 2006). Ein solches teilweise subjektives Verfahren ist
die Betrachtung von Screeplots (Cattell, 1966), in denen die Faktoren auf der
unteren Achse und die von ihnen gelieferte Informationsmenge auf einer vertika-
len Achse angeordnet sind. Im Idealfall erscheint das Diagramm L-förmig (siehe
Abb. 2.2), Faktoren mit einem hohen Informationsgehalt werden auf dem verti-
kalen Teil dargestellt und Faktoren mit einem geringen Informationsgehalt laufen
entlang des horizontalen Anteils aus. Häufig hat das Diagramm keine offensicht-
liche Krümmung, in diesem Fall ist eine subjektive Beurteilung erforderlich, wie
viele Faktoren beibehalten werden sollen.

2.4   Objektivität

Ein Testinstrument sollte auch so konzipiert sein, dass das Ergebnis der Untersuchung unabhängig vom Untersucher der Studie ist. Mit anderen Worten:
Verschiedene Untersuchende sollten mit dem Testinstrument das gleiche Ergebnis
erzielen. Dies bezieht sich auf das Gütekriterium der Objektivität, das darauf abzielt, persönliche Verzerrungen bei der Messung auszuschließen. Um den
Einfluss der subjektiven Verzerrung zu verringern, sollte daher das gesamte
Messverfahren standardisiert werden.

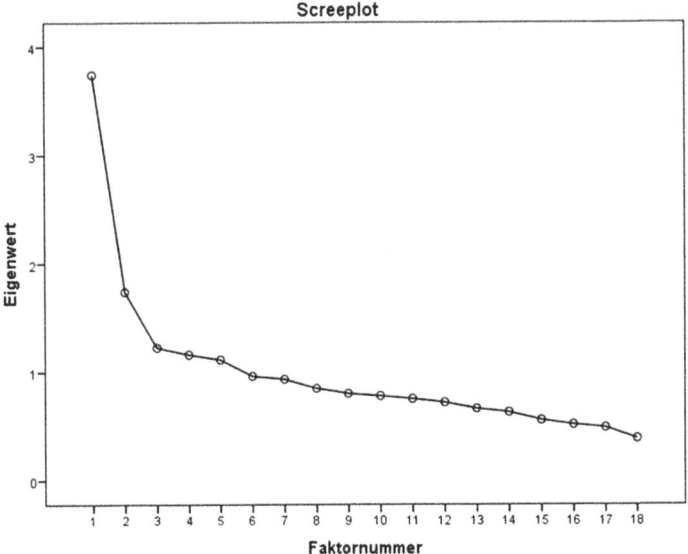

Abb. 2.2 Beispiel für einen Screeplot

Objektivität bei der Messung beinhaltet die Objektivität der Durchführung, die Objektivität der Auswertung und die Objektivität der Interpretation. Eine häufige Methode zur Untersuchung der Durchführungsobjektivität einer Messung ist die Auswertung der Interrater-Reliabilität. Die Formulierung kann verwirrend sein, da der Begriff die Reliabilität umfasst, auch wenn er sich auf die Objektivität bezieht. Sie quantifiziert den Grad der Übereinstimmung der Ergebnisse von zwei oder mehreren unabhängigen Ratern. Die Interrater-Reliabilität wird häufig mit Hilfe von Cohens Kappa für zwei unabhängige Rater oder mit der Spearman-Brown-Formel für mehr als zwei unabhängige Rater berechnet (Field, 2013). Im Zusammenhang mit der Objektivität sollten auch die Antwortformate von Messinstrumenten berücksichtigt werden. Es ist bekannt, dass die Objektivität für geschlossene Antwortformate, wie z. B. Likert-Skalen, im Vergleich zu offenen Antwortformaten, wie z. B. Freitextantworten, besser ist (Eid & Schmidt, 2014). Insbesondere bei klinischen Outcome-Messungen muss hier zwischen Selbsteinschätzung und einer stellvetenden Bewertung durch Behandelnde unterschieden werden. Auf diesen Aspekt wird im folgenden Kapitel noch genauer eingegangen.

2.5   Sensitivität

Die Sensitivität, die häufig auch als Änderungssensitivität bezeichnet wird, bezieht sich auf die Fähigkeit des Messinstruments, bedeutsame Veränderungen aufgrund einer Behandlung oder einer Intervention zu erkennen (Higginson & Harding, 2008). Dieses Kriterium ist wichtig, um zwischen verschiedenen Ausprägungsgraden des gemessenen Konstrukts zu unterscheiden, z. B. bei einer Messung der Symptombelastung im klinischen Setting oder bei der Beurteilung des Kompetenzfortschritts der Teilnehmenden von Palliative-Care-Schulungen. Es ist schwierig zu testen und muss im zeitlichen Verlauf wiederholt gemessen werden.

2.6   Standardisierung, Ökonomie, Angemessenheit und Fairness

Neben den Hauptgütekriterien gibt es noch einige Nebengütekriterien, wie z. B. Normierung, Ökonomie, Angemessenheit und Fairness (Bühner, 2011). Ein psychometrischer Test sollte an einer ausreichend großen Stichprobe normiert sein, um Rückschlüsse auf das individuelle Merkmal in Relation zu einer Referenzgruppe zu ermöglichen. Ein Maß sollte ökonomisch sein hinsichtlich 1) seiner Länge, 2) des zur Anwendung notwendigen Materials, 3) der einfachen Anwendung, 4) der Anwendbarkeit als Gruppentest und 5) der Schnelligkeit und Leichtigkeit der Auswertung (Bühner, 2011). Dieses Kriterium ist besonders wichtig im klinischen Setting und in Ausbildungsprogrammen, wo Zeit und personelle Ressourcen limitiert sind. Einige Quellen beziehen im Kontext der Ökonomie einer Messung auch die Machbarkeit (feasibility) mit ein. Die Zumutbarkeit steht in engem Zusammenhang damit und bezieht sich auf die Anforderung, dass die Teilnehmenden einer Studie nicht unnötig zeitlich, physisch und psychisch mit der Messung belastet werden sollen (Bühner, 2011). Dieses Kriterium ist besonders wichtig für Palliative-Care-PatientInnen, die in der Terminalphase eine starke Symptombelastung und kognitive Beeinträchtigung haben können. Testfairness bedeutet, dass die Maßnahme bestimmte Gruppen von Studienteilnehmenden nicht diskriminieren sollte (Bühner, 2011). Dies bezieht sich auf Aspekte des Geschlechts, der Kultur, des sozio-ökonomischen Status.

Im vorliegenden Kapitel wurden wesentliche psychometrische Grundlagen und entsprechende statistische Ansätze beschrieben, die für eine evidenzbasierte

Instrumententestung im Kontext von Palliative Care relevant sind. Darauf aufbauend gibt das folgende Kapitel einen Überblick über Assessmentansätze in Klinik und Ausbildung im Bereich Palliative Care.

Literatur

Bausewein, C., Daveson, B. A., Benalia, H., Simon, S. T., & Higginson, I. J. (2009). Outcome Measurement in Palliative Care—The Essentials. PRISMA. https://www.kcl.ac.uk/cicelysaunders/attachments/keyreport-Guidance-on-Outcome-Measurement-in-Palliative-Care.pdf.

Bryant, F. B. (2000). Assessing the validity of measurement. http://psycnet.apa.org/psycinfo/2000-00427-004.

Bühner, M. (2011). *Einführung in die Test-und Fragebogenkonstruktion.* Pearson Deutschland GmbH.

Cattell, R. B. (1966). The scree test for the number of factors. *Multivariate Behavioral Research, 1*(2), 245–276.

Coulacoglou, C., & Saklofske, D. H. (2017). *Psychometrics and psychological assessment: Principles and applications.* Academic Press.

Cronbach, L. J. (1951). Coefficient alpha and the internal structure of tests. *Psychometrika, 16*(3), 297–334.

Cronbach, L. J., Rajaratnam, N., & Gleser, G. C. (1963). Theory of generalizability: A liberalization of reliability theory. *British Journal of Statistical Psychology, 16*(2), 137–163.

DeVellis, R. F. (2006). Classical Test Theory. *Medical Care, 44*(11), 50–S59. JSTOR.

Eid, M., & Schmidt, K. (2014). *Testtheorie und Testkonstruktion.* Hogrefe.

Field, A. (2013). *Discovering Statistics Using IBM SPSS Statistics.* SAGE.

Hayton, J. C., Allen, D. G., & Scarpello, V. (2004). Factor retention decisions in exploratory factor analysis: A tutorial on parallel analysis. *Organizational Research Methods, 7*(2), 191–205.

Henard, D. H. (2000). Item response theory. Meeting of the Southwest Psychological Society, 1998, New Orleans, LA, US; Portions of This Paper Were Presented at the Aforementioned Meeting.

Higginson, & Harding. (2008). Outcome measurement. In Research methods in palliative care. In J. Addington-Hall, E. Bruera, I. J. Higginson, et al. (Hrsg.), (2nd ed., S. 99–114). Oxford University Press.

Nevo, B. (1985). Face validity revisited. *Journal of Educational Measurement, 22*(4), 287–293.

Nunnally, J. C. (1975). Psychometric theory—25 years ago and now. *Educational Researcher, 4*(10), 7–21.

Nunnally, J. C., & Bernstein, I. H. (1994). *Psychometric theory.* McGraw-Hill.

Rost, J. (1999). Was ist aus dem Rasch-Modell geworden. *Psychologische Rundschau, 50*(3), 140–156.

Schmitt, N. (1996). Uses and abuses of coefficient alpha. *Psychological Assessment, 8*(4), 350.

Sedlmeier, P., & Renkewitz, F. (2013). *Forschungsmethoden und Statistik für Psychologen und Sozialwissenschaftler. 2* (aktualisierte). Pearson Studium.

Tucker, L. R., & Lewis, C. (1973). A reliability coefficient for maximum likelihood factor analysis. *Psychometrika, 38*(1), 1–10.

Assessments in der Palliativausbildung und –versorgung

3

Katharina Fetz

3.1 Palliative-Care-Ausbildung

Seit den Anfängen von Palliative Care ist die Ausbildung von Fachkräften eine Kernaufgabe. Die europäische Fachgesellschaft (EAPC) hat die Palliative-Care-Ausbildung als eines der wichtigsten aktuellen Forschungsziele definiert (Elsner et al., 2013). Um die Komplexität der Ausbildung in diesem Bereich zu verstehen, zielt dieses Kapitel darauf ab, einen Überblick über die Palliative-Care-Ausbildung zu geben. Lange Zeit war die Palliative-Care-Ausbildung lediglich auf die Kontrolle und das Management von Symptomen am Lebensende fokussiert. Das ist recht attraktiv, da es einfacher ist, Wissen über Medikamente und deren Anwendung zu erwerben, als mit PatientInnen und Angehörigen zusammen zu sein, die dem Tod gegenüberstehen und die Lebensrealität eines Sterbenden zu verstehen. Aber das Wissen über die Symptomkontrolle ist nur einer von vielen wichtigen Aspekten von Palliative Care.

Vor allem im Krankenhaus, wo die Gesundheitsversorgung auf kurative Behandlung fokussiert ist, wird der Tod immer noch als außergewöhnliches Ereignis wahrgenommen und die Betreuung Sterbender als eine Spezialaufgabe angesehen. Aber Tod und Sterben sind eine universelle menschliche Erfahrung und ein inhärenter Teil der Gesundheitsversorgung. Sie kommen in allen Bereichen der Gesundheitsversorgung vor und es ist fast unmöglich für medizinisches

K. Fetz (✉)
Fakultät für Gesundheit, Department für Psychologie und Psychotherapie, Universität Witten/Herdecke, Witten, Deutschland
E-Mail: Katharina.Fetz@uni-wh.de

© Der/die Autor(en), exklusiv lizenziert durch Springer Fachmedien Wiesbaden GmbH, ein Teil von Springer Nature 2022
M. W. Schnell et al. (Hrsg.), *Assessments in der Palliativausbildung und -versorgung*, Palliative Care und Forschung,
https://doi.org/10.1007/978-3-658-35965-2_3

Fachpersonal, den Kontakt damit zu vermeiden. Daher ist die Betreuung von Pati-entInnen mit unheilbaren oder lebensbegrenzenden Krankheiten Teil der täglichen klinischen Routine von fast allen Fachkräften im Gesundheitswesen (Latta & MacLeod, 2019). Es ist essenziell, dass alle Fachkräfte im Gesundheitssystem mit adäquaten Palliative-Care-Ausbildungen vorbereitet werden, beginnend mit Undergraduate-Programmen, Postgraduate-Programmen und Weiterbildungen, die sie mit der notwendigen Kompetenz ausstatten (Latta & MacLeod, 2019). In Anbetracht des demografischen Wandels und einer alternden Gesellschaft wird es jedoch in Zukunft einen Mangel an Palliative Care Fachkräften geben. Die Palliative-Care-Ausbildung ist daher einer der wichtigsten Arbeitsbereiche und hat erhebliche Relevanz für die Entwicklung von Palliative Care selbst und die zukünftigen Herausforderungen im Gesundheitswesen.

3.1.1 Was ist Palliative-Care-Kompetenz?

Kompetenz ist ein komplex zu definierendes Konstrukt. Im Allgemeinen gibt es zwei Ansätze der Definition:

1. Kompetenz im Sinne der Fähigkeit, eine Aufgabe auszuführen.
2. Kompetenz als ein breiteres Konstrukt mit einer Reihe von Dimensionen, die notwendig sind, um Leistung und die Leistung selbst zu zeigen (Gamondi et al., 2013).

   Der zweite Ansatz besagt, dass eine Reihe von nachweisbaren und mess-baren Eigenschaften, Kenntnissen, Fertigkeiten und Verhaltensweisen nach spezifischen Schulungen im theoretischen und klinischen Lernen erlangt werden können (Vogel, 2019).

Eine Definition von Kompetenz von Parry (1996; S. 124 zitiert nach Gamondi et al., 2013) ist:

> Eine Kompetenz ist: „ein Bündel von zusammenhängenden Kenntnissen, Fähigkeiten und Einstellungen, das einen wesentlichen Teil der Arbeit (eine Rolle oder Verantwortung) betrifft, das mit der Leistung am Arbeitsplatz korreliert, das an gut akzeptierten Standards gemessen werden kann und das durch Training und Entwicklung verbessert werden kann".

Im Zusammenhang mit Kompetenz beziehen sich Fähigkeiten auf praktische Aspekte, die notwendig sind, um bestimmte Aufgaben im Zusammenhang mit der Stelle, der Rolle oder der Verantwortung auszuführen. Im klinischen Kontext können solche Fähigkeiten körperliche Untersuchungsfähigkeiten, praktische Verfahren, Kommunikationsfähigkeiten und Management umfassen (Michels et al., 2012). Stoof et al. (2002) ergänzen Parrys Definition von Kompetenz um "die Notwendigkeit kritischen Denkens, die Fähigkeit, Probleme zu lösen und Ergebnisse vorherzusagen, um vorauszuplanen und Urteilsvermögen und Weisheit bei der Ausarbeitung der Intervention und der Bewertung der Pflege einzusetzen" (Gamondi et al., 2013; S. 89).

Im Kontext von Palliative Care mögen einige Kompetenzen berufsspezifisch sein, dennoch gibt es bestimmte Elemente der Palliative-Care-Ausbildung, die für alle Disziplinen relevant sind. Im Jahr 2013 hat die EAPC ein Set von zehn interdisziplinären Kernkompetenzen in Palliative Care definiert und veröffentlicht, die für alle Berufsgruppen in Palliative Care relevant sind (Gamondi et al., 2013; Krumm et al., 2015):

1. Wenden Sie die Kernbestandteile von Palliative Care im Umfeld von PatientInnen und Familien an
2. Verbessern Sie das körperliche Wohlbefinden während des gesamten Krankheitsverlaufs der PatientInnen
3. Erfüllen Sie die psychologischen Bedürfnisse der PatientInnen
4. Erfüllen Sie die sozialen Bedürfnisse der PatientInnen
5. Erfüllen Sie die spirituellen Bedürfnisse der PatientInnen
6. Reagieren Sie auf die Bedürfnisse der pflegenden Angehörigen in Bezug auf die kurz-, mittel- und langfristigen Ziele der Patientenversorgung
7. Reagieren Sie auf die Herausforderungen der klinischen und ethischen Entscheidungsfindung in der Palliativmedizin
8. Üben Sie umfassende Pflegekoordination und interdisziplinäre Teamarbeit in allen Einrichtungen, in denen Palliative Care angeboten wird
9. Entwickeln Sie zwischenmenschliche und kommunikative Fähigkeiten, die für Palliative Care geeignet sind
10. Üben Sie Selbsterfahrung und bilden Sie sich weiter

Diese Kernkompetenzen wurden durch einen zweistufigen Ansatz definiert: 1) Bestehende Curricula wurden überprüft und auf Ähnlichkeiten und Unterschiede verglichen. 2) Der Entwurf der Kompetenzen wurde von einer Gruppe akademischer und klinischer Palliative-Care-Fachleuten überprüft und überarbeitet. Die überarbeitete Version wurde dann dem EAPC-Direktorium zur endgültigen Genehmigung vorgelegt. Die Autoren heben den Nutzen des interdisziplinären Lernens hervor, der in der Praxis überzeugend ist (Krumm et al., 2015), auch wenn Evidenz und Evaluation dieses Ansatzes selten sind (Singh, 2003). Auch auf fachspezifischer Ebene wird die Kombination von fächerübergreifenden und fachspezifischen Inhalten als vorteilhaft angesehen (Taylor et al., 2012; Zwarenstein et al., 2009). Es wird empfohlen, die Möglichkeiten moderner Lerntechnologien zu nutzen und eine angemessene Evaluation des Palliative-Care-Ausbildungsprogramms vorzusehen (Krumm et al., 2015).

3.1.2 Adult Learning Theory

In einer modernen Gesellschaft mit sich ständig verändernden Ressourcen an Wissen, Technologien und Fähigkeiten sollte das gemeinsame Ziel für Lehrende darin bestehen, den Lernenden dabei zu helfen, lebenslang selbstständig zu lernen, um so effektiv auf die sich verändernden Bedürfnisse der Bevölkerung zu reagieren (Latta & MacLeod, 2019). Es gibt einige wichtige psychologische Konstrukte und Theorien, die wichtige Implikationen für die Entwicklung und Bewertung von Kompetenzen in Palliative Care haben.

Latta und MacLeod (2019) geben an, dass Schöns Theorie der *reflektierenden Praxis* (1987) eine der relevantesten Erklärungsansätze ist, wie sich das Wissen von Fachkräften verändert. Aber diese Theorie ist nicht nur für die Weiterbildung von Fachkräften im Gesundheitswesen wichtig, sondern auch für Studierende und Fachkräfte in der Ausbildung. In seinem Modell unterscheidet Schön zwischen drei Arten von *reflective pratice:*

1. *knowing in action,*
2. *reflection in action,* und
3. *reflection on action.*

Knowing in action bezieht sich auf die Aktivierung von Wissen in der klinischen Umgebung, zum Beispiel, wenn ein unerwartetes Ereignis eintritt und eine Lösung gefunden werden muss. Der Kliniker oder Studierende ist gezwungen, innezuhalten, zu reflektieren und eine passende Lösung aus vielen möglichen Lösungen auszuwählen. Dieser Prozess bezieht sich auf *reflection in action*. Der nächste Schritt ist die Anwendung der gewählten Lösung (Experiment). Sie bezieht sich auf die Fähigkeit des Klinikers oder Studierenden, die neuen Informationen, Kenntnisse und Fähigkeiten zu rekonstruieren. Das Ergebnis der gewählten Lösung, z. B. die Reaktion der PatientInnen oder die Veränderung der medizinischen Parameter, führt zu *reflection on action*. Dieser reflexive Aspekt wird dann in den neuen Wissensbestand aufgenommen und dem Handlungswissen hinzugefügt. Das fortlaufende Durchlaufen dieser Schleife trägt dazu bei, aus früheren Erfahrungen zu lernen, um neue Mechanismen für zukünftige Probleme zu entwickeln.

Eine weitere Theorie, die für die medizinische Ausbildung von besonderer Relevanz ist, ist die Arbeit von Rotter über den *locus of control*, insbesondere wenn es um den Glauben der Studierenden an ihre Fähigkeit geht, ein positives Ergebnis bei PatientInnen zu bewirken. Personen mit einem hohen Grad an Kontrollüberzeugung glauben, dass ihre Handlungen einen Einfluss auf die Welt um sie herumhaben, während Personen mit einem niedrigen Grad glauben, dass Ergebnisse aufgrund von Faktoren außerhalb ihrer Kontrolle auftreten und unabhängig von ihren Handlungen geschehen würden (Rotter, 1966). Die Theorie des sozialen Lernens beschreibt, dass ein positives Ergebnis aufgrund eines bestimmten Verhaltens dieses Verhalten positiv verstärkt und folglich eine Erwartung für ein ähnliches Ergebnis für ähnliche Handlungen in der Zukunft schafft. Wenn das Ergebnis nicht auf das eigene Verhalten zurück geführt wird, entsteht keine solche Erwartung.

3.1.3 Selbstwirksamkeit

Banduras sozialkognitive *Theorie der Selbstwirksamkeit* definiert dieses Phänomen als Ergebniserwartung, die als die Überzeugung definiert wird, dass man das Verhalten, das zur Erzeugung eines Ergebnisses erforderlich ist, erfolgreich ausführen kann (Bandura, 1977, 1993). Selbstwirksamkeit bezieht sich auf den Glauben einer Person an ihre Fähigkeit, ein bestimmtes Verhalten oder bestimmte Fähigkeiten auszuführen, was einen Einfluss darauf hat, wie Menschen denken, fühlen und sich selbst motivieren. Es hat sich gezeigt, dass die Selbstwirksamkeitserwartung durch Bildung positiv beeinflusst werden kann. Nach Bandura basiert die Selbstwirksamkeitserwartung auf vier Hauptinformationsquellen (Bandura, 1977):

1. Leistungserfolge – (Gelegenheiten, Beherrschung durch Übung zu erreichen, Simulationen, erfolgreiche klinische Begegnungen),
2. stellvertretende Beobachtungserfahrung (Gelegenheit, ExpertInnen in Aktion zu beobachten/Rollenmodellierung),
3. verbale Überzeugung (Feedback und Ermutigung durch respektierte Kliniker),
4. emotionale Erregung (physiologische und psychologische Zustände, die Leistung, Stimmung oder Einstellung beeinträchtigen oder verbessern können).

Außerdem scheint es eine Lücke zwischen dem Vorhandensein von Fähigkeiten und Wissen und der Fähigkeit, diese in Stresssituationen anzuwenden, zu geben. Bandura geht davon aus, dass unsere Fähigkeit, in einer Situation gut abzuschneiden, durch unsere Selbstwirksamkeitserwartung bestimmt wird. Je größer die Selbstwirksamkeitserwartung einer Person ist, desto wahrscheinlicher ist es, dass sie in ihrem gewählten Fachgebiet erfolgreich ist (Mason & Ellershaw, 2004). Daher wurde das Selbstwirksamkeitskonzept in mehreren Studien zur Beurteilung der Palliative-Care-Kompetenz von Studierenden verwendet (Fineberg et al., 2004; Karger et al., 2015; Kaye & Loscalzo, 1998; Kumar et al., 2011; Lester, 2004; Mason & Ellershaw, 2008, 2010; Ross et al., 2005; Schulz et al., 2013; Schwartz et al., 2005; Sullivan et al., 2003). Es ermöglicht die Untersuchung zentraler Paradigmen von Palliative Care, die die Bedeutung der Beziehung zwischen Fachkräften und PatientInnen schätzen, die von persönlichen Qualitäten wie Engagement, Selbstvertrauen und einer patientenzentrierten Perspektive abhängt (Schulz et al., 2013). Es wurde nachgewiesen, dass Palliative-Care-Curricula das Potenzial haben, die Selbstwirksamkeit zu fördern (Karger et al., 2015; Schulz et al., 2013). Damit sich Medizinstudierende in ihrer Fähigkeit, PalliativpatientInnen zu betreuen, sicher fühlen, sind nicht nur ein gewisses Wissen und spezifische Fertigkeiten notwendig, sondern auch die Möglichkeit, unheilbar kranken und sterbenden PatientInnen und ihren Familien zu begegnen, ihre Erfahrungen zu reflektieren und Feedback von Palliative-Care-Fachkräften über ihre Leistung zu erhalten (Latta & MacLeod, 2019).

3.1.4 Einstellungen gegenüber Palliative Care, Tod und Sterben

Ein weiteres wichtiges psychologisches Konstrukt, das im Kontext der Palliative-Care-Ausbildung berücksichtigt werden muss, ist die *Einstellung*. In der Sozialpsychologie wird Einstellung als eine Bewertung eines Einstellungsobjekts definiert, das eine Person, ein Objekt oder mentale Repräsentationen (Vorstellungen) sein kann. Sie kann von positiv bis negativ reichen oder auch ambivalent sein, d. h. eine Person kann gleichzeitig eine positive und eine negative Einstellung gegenüber einem Einstellungsobjekt haben (Kaplan, 1972). Ein in diesem Zusammenhang häufig diskutiertes Modell ist das von Rosenberg und Hovland ((1960) zitiert nach (Ajzen, 2005)) eingeführte dreigliedrige Modell der Einstellung. In diesem Modell wird Einstellung als eine komplexe Reaktion eines Individuums auf einen Stimulus definiert, die eine affektive (Gefühle oder

Emotionen, die mit einem Einstellungsobjekt verbunden sind), eine verhaltensbezogene (wie die Einstellung das Verhalten beeinflusst) und eine kognitive Komponente (Überzeugungen, Gedanken und Attribute, die mit einem Einstellungsobjekt verbunden sind) hat (Breckler, 1984). Der Theorie von Rosenberg folgend, ist jede Komponente unterschiedlich und befindet sich in verschiedenen Subsystemen und hat unterschiedliche Entwicklungswurzeln. Im Gegensatz dazu argumentieren einige Forscher, dass die kognitive und die Verhaltenskomponente Derivate des Affekts sind (Fazio & Olson, 2007). Einstellungen wird nachgesagt, dass sie einen Einfluss auf das zukünftige Verhalten haben. Die Verbindung zwischen Einstellung und Verhalten und ihre prädiktive Validität sind Gegenstand laufender wissenschaftlicher Debatten (Ajzen, 2011) und eines beträchtlichen Teils der Forschung (McEachan et al., 2011).

Einstellungen sind in vielen Bereichen der Medizin relevant, insbesondere aber in der Palliative Care, wo die Betrachtung des Todes als Versagen, therapeutischer Nihilismus, das Vermeiden sterbender PatientInnen und Bedenken gegenüber Opioiden die Qualität der Patientenversorgung beeinträchtigen können (Gibbins et al., 2011). Ein Konstrukt, das im Kontext der Palliative-Care-Ausbildung häufig diskutiert wird, ist die *Einstellung gegenüber Palliative Care* (Barrere et al., 2008; Frommelt, 1991, 2003; Karger et al., 2015; Kwekkeboom et al., 2006; Mallory, 2003; Schulz et al., 2013; Sullivan et al., 2005). Olthuis und Dekkers (2003) betonen in diesem Zusammenhang die Bedeutung moralischer Aspekte von Einstellungen (z. B. humanes Verhalten gegenüber anderen), die für Palliative Care besonders relevant sind. Ihrer Argumentation folgend, verbessert die Implementierung von integrativen Palliative-Care-Curricula, die diese moralische Haltung fördern, nicht nur die Palliative Care selbst, sondern trägt auch zur moralischen Qualität aller ausgebildeten Gesundheitsfachkräfte bei.

Ein weiteres wichtiges Konstrukt, das Ziel der Bildungsforschung in Palliative Care, ist die *Einstellung zu Tod und Sterben* (Hegedus et al., 2008; Hurtig & Stewin, 1990; Mason & Ellershaw, 2008, 2010; Mooney, 2005). Wie Latta und MacLeod (2019) aufzeigen, kann das Fehlen einer reflektierenden Praxis über die Bedeutung von Tod und Sterben in medizinischen Curricula todesverleugnende Einstellungen verstärken. Aber auch die Konfrontation mit sterbenden PatientInnen kann zu Schwierigkeiten führen. Nach der *Terror-Management-Theorie* (Greenberg et al., 1986; Solomon et al., 1991) löst die Konfrontation mit dem Tod und damit die Erinnerung an die Endlichkeit des eigenen Lebens (Mortalitätssalienz) eine tiefe, aber unbewusste Angst (Todesangst) aus, weil sie mit dem Selbsterhaltungstrieb in Konflikt steht. Nach der *Terror-Management-Theorie* bewirkt die unbewusste Angst die Aktivierung bestimmter Abwehrmechanismen. Zu den einfachen Abwehrmechanismen gehören Vermeidung, Verleugnung

und Verdrängung, zu den komplexeren Abwehrmechanismen gehören die angst-
puffernden Systeme des Selbstwertgefühls und des kulturellen Weltbildes. Die
kulturelle Weltsicht ist definiert als eine Reihe von Überzeugungen, Einstellungen
und gewohnheitsmäßigen Verhaltensweisen, die einen Sinn und eine Ordnung in
der Welt vermitteln (Burke et al., 2010). Diese Abwehrmechanismen zielen auf
die Reduktion der Mortalitätssalienz ab und haben das Potenzial, die Leistung
von Gesundheitsfachkräften im Kontakt mit sterbenden PatientInnen zu verringern (Arndt et al., 2009; Schulz-Quach, 2018; Smith & Kasser, 2014). Obwohl sie
häufig mit Tod und Sterben konfrontiert werden, gelingt es den Gesundheitsfachkräften nicht, mit ihren eigenen Reaktionen adäquat umzugehen, was die Qualität
der Versorgung von sterbenden und unheilbar kranken PatientInnen beeinträchtigen kann (Field & Howells, 1988; Jordan et al., 1986). Es wurde beschrieben,
dass ein hohes Maß an Todesangst dazu führt, dass sich Gesundheitsfachkräfte
von sterbenden PatientInnen distanzieren (Peters et al., 2013) und eine weniger
adäquate Palliativversorgung anbieten (Schulz & Aderman, 1979).

Einstellungen zu Tod und Sterben, sowie Todesangst beeinflussen nicht nur das
Verhalten von ÄrztInnen und Pflegenden, sondern auch von Studierenden (Dyrbye
et al., 2005). Medizinstudierende im letzten Studienjahr mit einem hohen Ausmaß an Todesangst berichten häufiger von Schwierigkeiten bei der Besprechung
der Prognose mit todkranken PatientInnen als solche mit geringer Todesangst
(Field & Howells, 1988). Folglich kann die Todesangst die Qualität der Versorgung, die Medizinstudierende ihren zukünftigen PatientInnen bieten, entweder
direkt oder indirekt beeinflussen (Dyrbye et al., 2005). Thiemann et al. (2015)
fanden Assoziationen zwischen negativen Einstellungen zur Palliativversorgung,
Todesangst und beeinträchtigter psychischer Gesundheit bei Medizinstudierenden.
Sie betonten die entscheidende Bedeutung der Auseinandersetzung mit Todesangst im Medizinstudium, um die psychische Gesundheit der Studierenden und
die Qualität der zukünftigen Palliativversorgung zu verbessern.

3.1.5 Inhalte der Palliative-Care-Ausbildung

In den letzten Jahren gab es ein wachsendes wissenschaftliches Interesse an
der Entwicklung von Palliative-Care-Kompetenzen bei Studierenden im Gesundheitswesen. Diese Versuche konzentrieren sich hauptsächlich auf Studierende der
Pflegewissenschaften und Medizin. Viel diskutiert wird die Angemessenheit der
aktuellen Programme für die *Undergraduate Palliative Care Education* (UPCE).
Mit Blick auf die disziplinspezifische Palliative-Care-Ausbildung stellt die EAPC

fest, dass die Aus- und Weiterbildung in Palliative Care „von größter Bedeutung ist, nicht nur für die Entwicklung von Palliative Care selbst", sondern auch „entscheidend für die Patienten und Familien, für die wir sorgen" (Elsner et al., 2013, S. 5). In diesen Empfehlungen zu grundständigen Palliative-Care-Curricula empfehlen sie ein Curriculum, das aus den folgenden Themen besteht:

1. Grundlagen der Palliativmedizin (5 %)
2. Schmerz- und Symptom-Management (50 %)
3. Psychosoziale und spirituelle Aspekte (20 %)
4. Ethische und rechtliche Fragen (5 %)
5. Kommunikation (15 %)
6. Teamarbeit und Selbstreflexion (5 %)

Betrachtet man die Ausbildungsstrategien, so sollte überwiegend Erfahrungslernen einschließlich Nachbesprechung eingesetzt werden, aktives Lernen, wie z. B. problembasiertes Lernen und Rollenspiele, sollten bevorzugt werden, wiederholte Gelegenheiten zur Selbstreflexion und Gruppendiskussionen sollten arrangiert werden und ethische und psychosoziale Aspekte sollten in alle Aspekte der Lehre integriert werden (Gamondi et al., 2013). Die EAPC schlägt vor, einen Ansatz zu verwenden, der auf verschiedenen Lernmodalitäten basiert, wie z. B. digitales und medienbasiertes Lernen, da dies das Verständnis und den Transfer in die Praxis von Palliative Care fördert (McConigley et al., 2012; Pulsford et al., 2013; Van Boxel et al., 2003). E-Learning bietet den Lernenden die Möglichkeit, in ihrem eigenen Tempo zu lernen und Ressourcen zu nutzen, die im Klassenzimmer nicht verfügbar sind (Ellman et al., 2012). Es ist ein interessanter Ansatz, um Palliative-Care-Wissen, aber auch Fähigkeiten und Einstellungen zu vermitteln (Choules, 2007; Schulz et al., 2015c, 2016). Angesichts der Diskrepanz zwischen steigenden Studierendenzahlen, begrenzten Lehrressourcen und klinisch und ethisch vertretbarem PatientInnenkontakt könnte E-Learning eine vielversprechende Lösung sein (Schulz et al., 2015b).

In einem aktuellen Positionspapier (Schulz et al., 2016) zum Thema E-Learning in der Palliative Care empfiehlt die Deutsche Gesellschaft für Palliativmedizin (DGP), bei der Implementierung von E-Learning-Ansätzen in der Palliative-Care-Ausbildung folgende Aspekte zu beachten: Es sollte ein theoriegeleitetes didaktisches Konzept für kompetenzorientiertes Lehren mit klar definierten Lernzielen vorliegen, es sollten Methoden eingesetzt werden, die zur Interaktivität und Reflexion motivieren, die Lernenden sollten an das E-Learning herangeführt werden, z. B. durch Videos oder E-Tutorials, die E-Learning-Curricula sollten flexibel aufgebaut sein, es sollte eine auf die Lernenden

zentrierte Didaktik verwendet werden, das E-Learning sollte digital evaluiert werden, kompetenzbasierte Prüfungen können durch interaktive Ansätze wie digitale
OSCEs, reflexive digitale Tagebücher durchgeführt werden. Allerdings sollte der
Einsatz von E-Learning und onlinebasierten Lerntools sorgfältig gegen die Möglichkeit abgewogen werden, Verhaltensfähigkeiten wie die Kommunikation mit
sterbenden PatientInnen und interdisziplinäre Interaktion zu üben (Gamondi et al.,
2013).

Eine aktuelle Übersichtsarbeit von Fitzpatrick, Heah et al. (2017) über
Inhalte und Methodik des Palliative-Care-Unterrichts für Medizinstudierende
fand eine zunehmende Konsistenz der Inhalte, die an mehreren medizinischen
Fakultäten gelehrt werden. Die am häufigsten behandelten Themen waren die
Einstellung zu Tod und Sterben, Kommunikationsfähigkeiten und Schmerzmana-
gement, während palliativ-pädiatrische Versorgung und religiöse sowie kulturelle
Themen selten adressiert wurden. Ein weiteres wichtiges Ergebnis war, dass
die medizinischen Fakultäten ein breiteres Spektrum an Lehrmethoden in der
Palliativmedizin-Ausbildung anbieten, einschließlich einiger innovativer Techniken. Aber insgesamt scheint es eine niedrige Implementierungsrate von computer-
oder onlinebasierten Techniken zu geben. Von den 14 eingeschlossenen Artikeln
berichtete nur ein Drittel über online-basierte Lernansätze (Dowling & Broomfield, 2003; Gibbins et al., 2010; Ilse et al., 2012a, 2012b). Eine sehr aktuelle
Übersichtsarbeit und Meta-Analyse von Donne et al. (2019) untersuchte rando-
misierte kontrollierte Studien zur Lehre von Palliative Care für Studierende der
Gesundheitsberufe. Die Ergebnisse zeigten, dass die digitalen Ansätze das Wissen
und die Einstellungen signifikant verbesserten, aber nicht die Fähigkeiten. Vier
von neun Studien berichteten über die Verwendung von online-basierten Interventionen (Day et al., 2015; Green & Levi, 2011; Murray et al., 2010; Tse &
Ellman, 2017).

In diesem Kapitel wurde ein Überblick über die wesentlichen Konstrukte
und Inhalte der Palliative- Care-Ausbildung für Studierende von Gesundheitsberufen gegeben. Es ist weithin anerkannt, dass Assessment das Lernen vorantreibt. Folglich benötigen Palliative-Care-Curricula und Interventionen für
Studierende geeignete Assessmentansätze. Dies gilt nicht nur für Palliative-Care-
Ausbildungsansätze, sondern auch für das klinische Assessment, das für die
Evaluation und Weiterentwicklung komplexer Interventionen unerlässlich ist.

3.2 Assessment in der Palliative-Care-Ausbildung

Im Bereich der medizinischen Ausbildung wird häufig hervorgehoben, dass Assessment das Lernen vorantreibt (Wormald et al., 2009). Assessments sind eine grundlegende Komponente sowohl des Lehrens als auch des Lernens (Norcini & McKinley, 2007). Es ist wichtig, die Praxis der Palliative-Care-Ausbildung mit Forschung zu verknüpfen, um Palliative-Care-Wissen zu weiterzuentwickeln, Forschungsprioritäten zu identifizieren und zu einer evidenzbasierten Praxis beizutragen (Cherny et al., 2015; A. Pereira et al., 2018). Allerdings scheint es eine Lücke zwischen der Bildungsforschung und der Palliative-Care-Praxis zu geben: Verschiedene Studien identifizieren Ausbildung und Praxis als Barrieren für die weitere Entwicklung von Palliative Care (Lynch et al., 2009; Mousing et al., 2018; Sigurdardottir et al., 2010; Vanderlinde & van Braak, 2010). Dies ist ein ernstes Problem, da Wissenslücken die Wirksamkeit von Palliative Care behindern. Folglich ist die Palliative-Care-Ausbildung und Bildungsforschung von entscheidender Bedeutung, um Evidenz für die Palliative-Care-Praxis zu liefern und die Forschung in diesem Bereich zu verbessern, indem die geeigneten Forschungsfragen gestellt werden (A. Pereira et al., 2018). In Anbetracht dessen ist es wichtig, Palliative-Care-Ausbildungsprogramme hinsichtlich ihrer Effektivität zu evaluieren. Verschiedene Studien kommen zu dem Schluss, dass Studierende von Gesundheitsberufen wenig Selbstvertrauen in Bezug auf Palliative Care haben und sich nicht gut auf die Behandlung von Palliative-Care-PatientInnen vorbereitet fühlen (Bowden et al., 2013; Corner & Wilson-Barnett, 1992; Haut et al., 2012; Schlairet, 2009; Weber et al., 2015) und dass es selten eine formative Bewertung in der Palliative-Care-Ausbildung gibt (Bickel-Swenson, 2007; Lloyd-Williams & Macleod, 2004).

Was sollte evaluiert werden und wie sollte es evaluiert werden?
Im Kontext von Palliative-Care-Curricula und -Schulungen wird empfohlen, sowohl die Leistung der Teilnehmenden (Assessment des Einzelnen) als auch die Leistung des Curriculums selbst (Assessment des Curriculums; (Gamondi et al., 2013)) zu evaluieren. Auch hier gilt, dass Palliative Care eine relativ junge Disziplin ist und das Grundlagenwissen ständig zunimmt, sodass ein ständiges Augenmerk auf die Entwicklung der Curricula mit Fokus auf Inhaltsebene und Methoden gelegt werden sollte. Für die Selbstevaluation für Fakultäten und Lehrende in Bezug auf Palliative-Care-Curricula schlägt die EAPC die Verwendung des Palliative Assessment Tools (PEAT) vor. Es ist ein Instrument zur Identifizierung relevanter Inhalte in bereits bestehenden medizinischen Curricula und zur Integration neuer Palliative-Care-Curricula (Meekin et al., 2000).

In Bezug auf das Assessment des Einzelnen gibt es zwei übergreifende Strategien, um das Erreichen der Lernziele zu bewerten: Formative und summative Assessments. Das formative Assessment befasst sich mit der Veränderung der Leistung, die in der Regel von Dozierenden oder Vorgesetzten oder mit Hilfe von Selbsteinschätzungsinstrumenten erhoben wird. Summative Assessment erfasst das Leistungsniveau, häufig gemessen mit einem schriftlichen Test, einer mündlichen Prüfung, Fragebögen oder direkter Beobachtung und in einigen Fällen mit computer-interaktiven Tests (Gamondi et al., 2013).

Individuelle Assessmentmethoden in der Palliative-Care-Ausbildung sollten Instrumente zur Bewertung von Wissen, Einstellungen und Fähigkeiten verwenden (Elsner et al., 2013). Es werden derzeit mehrere Assessment-Methoden in der medizinischen Ausbildung diskutiert, die jeweils Vor- und Nachteile haben und mehr oder weniger geeignet sein können, um Wissen, Einstellungen bzw. Fähigkeiten zu bewerten (Epstein, 2007). Eine Übersicht über bestehende Assessment-Ansätze in der medizinischen Ausbildung, die von Epstein (2007) und Schulz et al. (2009) übernommen und durch neue, aktuell diskutierte Ansätze der Autorin ergänzt wurde, ist in Tab. 3.1–3.4 dargestellt. Diese Informationen sind relevant, da jeder Assessment-Ansatz einige Stärken und Grenzen bei der Erfassung verschiedener Aspekte der Palliative-Care-Kompetenz haben kann. Welcher Ansatz am besten geeignet ist, die Palliative-Care-Ausbildung zu evaluieren, ist noch Gegenstand der aktuellen wissenschaftlichen Diskussion.

3.2.1 Assessment Instrumente der Palliative-Care-Ausbildung

Frey et al. (2013) untersuchten Instrumente, die zur Messung der Effektivität der Palliative-Care-Ausbildung von Studierenden verwendet werden. Sie konnten 14 von 112 veröffentlichte Artikeln aus den Jahren 1990 bis 2011 identifizieren, die den Einschlusskriterien entsprachen. Die AutorInnen stellten Inkonsistenzen in der Menge der bereitgestellten Informationen und einen engen Fokus auf Palliative-Care-Kompetenzen fest. Die Tab. 3.5–3.8, die aus Frey et al. (2013) übernommen und mit weiteren, seit 2011 verwendeten Instrumenten ergänzt wurden, geben einen Überblick über bestehende Instrumente, die zur Assessment von Palliative Care eingesetzt werden. Diese Hintergrundinformationen sind wichtig für den Vergleich bestehender Assessmentinstrumente unter Berücksichtigung ihrer psychometrischen Eigenschaften. Darüber hinaus zeigt sie, dass es derzeit kein allgemein empfohlenes Instrument für das Assessment der Palliative-Care-Ausbildung gibt.

Tab. 3.1 Assessments in der Palliative-Care-Ausbildung: Schriftliche Tests

Methode	Domain	Art der Verwendung	Grenzen	Stärken
Multiple-Choice-Fragen in entweder einfachste Antwort oder erweitertes Abgleichformat	Wissen, Fähigkeit Probleme zu lösen	Summative Bewertungen innerhalb von Kursen oder Praktika; nationale Fortbildung, Lizenzierung und Zertifizierungsprüfungen	Schwierig erstellen, besonders in bestimmten Inhaltsbereichen: kann Cueing zur Folge haben; kann künstlich wirken und entfernt von realen Situationen	Kann viele Inhaltsbereiche in relativ wenig Zeit abschätzen, hat eine hohe Reliabilität, kann per Computer benotet werden
Key-Feature und Skript-Konkordanz Fragen	Klinische Denken, Fähigkeit zur Problemlösung, Fähigkeit zur Wissensanwendung	Nationale Untersuchungen zur Lizenzierung und Zertifikation	Übertragung auf die Praxis noch nicht nachgewiesen Situationen, die eine klinische Denken erfordern	Beurteilung klinischer Problemlösungsfähigkeit, Vermeidet Cueing, können per Computer benotet werden
Kurzantworte Fragen	Fähigkeit zur Interpretation diagnostischer Tests, Problemlösung, klinische Denken	Summative und formative Beurteilungen in Kursen und Praktika	Reliabilität ist abhängig von der Ausbildung der Lernenden	Vermeidet Cueing, Beurteilung der Interpretations- und Problemlösungsfähigkeit
Strukturierte Aufsätze	Synthese von Informationen, Interpretation von medizinischer Literatur	Vorklinische Kurse, begrenzte Nutzung im Praktischen Jahr	Zeitaufwendig zu sortieren, Interrater-Reliabilität schwer zu prüfen, Lange Zeit benötigt, um Dimensionen zu erfassen	Vermeiden cueing, benutzen kognitive Prozesse höherer Ordnung

Tab. 3.2 Assessments in der Palliative-Care-Ausbildung: Assessment durch betreuende KlinikerInnen

Methode	Domain	Art der Verwendung	Grenzen	Stärken
Globale Bewertungen mit Kommentaren am Ende der Rotation	Klinische Fähigkeiten, Kommunikation, Präsentationsfähigkeiten, Organisation, Arbeitsgewohnheiten	Global summative und manchmal formative Beurteilungen im klinischen Einsatz	Basiert oft auf Berichten aus zweiter Hand und Fallpräsentationen und nicht auf direkter Beobachtung, subjektiv	Die Verwendung mehrerer unabhängiger Bewerter kann Variabilität aufgrund von Subjektivität überwinden
Strukturierte direkte Beobachtung mit Checklisten für Bewertungen (z. B. Mini-Klinik-Auswertung, Übung oder Videobesprechung)	Kommunikative- und klinische Fähigkeiten	Begrenzter Einsatz in Praktika und Residenzen, einige Board-Zertifizierungsuntersuchugen	Selektive und nicht gewohnheitsmäßige Verhaltensweisen werden beobachtet, relativ zeitaufwendig	Feedback von glaubwürdigen ExpertInnen
Mündliche Prüfungen	Wissen, klinische Denken	Begrenzte Verwendung in Praktika und umfassenden medizinischen Schulbewertungen, einige Board-Zertifizierungsuntersuchungen	Subjektive geschlechts- und rassenbedingte Verzerrungen wurden berichtet, zeitaufwendig, erfordern eine Schulung der Prüfer; summative Bewertungen benötigen zwei oder mehr Prüfer	Feedback von glaubwürdigen ExpertInnen

Tab. 3.3 Assessments in der Palliative-Care-Ausbildung: Klinische Simulationen

Methode	Domain	Art der Verwendung	Grenzen	Stärken
Standardisierte PatientInnen und objektiv strukturierte klinische Untersuchungen	Einige klinische Fähigkeiten, zwischenmenschliches Verhalten, kommunikative Fähigkeiten	Formative und summative Beurteilungen in Kursen und Praktika, medizinische Fakultäten, nationale Zulassungsprüfungen, Board-Zertifizierung in Kanada	Timing und Setting können künstlich wirken, erfordern Aussetzung des Zweifels, Checklisten können Prüflinge bestrafen, die Abkürzungen verwenden, teuer	Abgestimmt auf die Lernziele; zuverlässig, konsistente Falldarstellung und Bewertungen; kann vom Dozierenden beobachtet werden, realistisch
Incognito standardisierte PatientInnen	Tatsächliche Praxisgewohnheiten	Hauptsächlich in der Forschung eingesetzt; einige Kurse, Praktika und Residenzen nutzen für formative Rückmeldung	Erfordert vorherige Zustimmung, logistisch anspruchsvoll, teuer	Sehr realistisch, die genaueste Art der Bewertung des Verhaltens des Klinikers
Hochtechnologische Simulationen	Verfahrenstechnische Fähigkeiten, Teamarbeit, simulierte klinische Dilemmas	Formative- und teilweise summative Bewertung	Timing und Setting können künstlich wirken, erfordern Aussetzung des Unglaubens, Checklisten können Prüflinge bestrafen, die Abkürzungen verwenden, teuer	Abgestimmt auf Bildungsziele, kann von der Fakultät beobachtet werden, oft realistisch und glaubwürdig

Tab. 3.4 Assessments in der Palliative-Care-Ausbildung: Multi-Rater-Feedback (360°)

Methode	Domain	Art der Verwendung	Grenzen	Stärken
Peer-Bewertungen	Professionelles Auftreten, Arbeitsgewohnheiten, zwischenmenschliches Verhalten, Teamarbeit	Formatives Feedback in Kursen und umfassende medizinische Schulbeurteilungen, formative Bewertung für Board-Rezertifizierung	Vertraulichkeit, Anonymität	Die Bewertungen umfassen gewohnheitsmäßige Verhaltensweisen, glaubwürdige Quelle, korreliert mit zukünftigen akademischen- und klinischen Leistungen
Patientenbeurteilungen	Fähigkeit, das Vertrauen der PatientInnen zu gewinnen; Patientenzufriedenheit, kommunikative Fähigkeiten	Formativ und summative, Zertifizierung, Nutzung durch Versicherer um Boni zu ermitteln	Es werden eher globale Eindrücke vermittelt als die Analyse von spezifischen Verhaltensweisen, Bewertungen sind allgemein hoch mit geringer Variabilität	Glaubwürdige Bewertungsquelle
Selbsteinschätzungen	Kenntnisse, Fähigkeiten, Einstellungen, Überzeugungen, Verhaltensweisen	Formativ	Beschreiben nicht genau das tatsächliche Verhalten, es sei denn Training und Feedback sind gegeben	Fördern die Reflexion und Entwicklung von Lernplänen
Portfolios	Alle Aspekte der Kompetenz, besonders geeignet für praxisorientiertes Lernen und Verbesserung und systemgestützte Praxis	Formative und summative Anwendungen über den Lehrplan hinweg, und innerhalb der Famulatur und Assistenzzeit, Programme, die von einigen medizinischen Fakultäten in U.K. benutzt werden	Der Lernende wählt bestes Fallmaterial aus, zeitaufwendig in der Vorbereitung und Überprüfung	Förderung der Reflexion und Entwicklung von Lernplänen

Tab. 3.5 Instrumente für das Assessment von medizinischem Wissen in der Palliativmedizin

Instrument	Beschreibung	Psychometrie	Beispiel-Items
Palliative Care Quiz (PCQN (Arber, 2001; Kwekkeboom et al., 2005)) Konzept: Wissensstand des Pflegepersonals über Palliative Care Zielgruppe: Studierende der Pflegewissenschaften	20 Items Dimensionen: 1. Philosophie und Prinzipien der Palliativmedizin 2. Behandlung von Schmerzen und anderen Symptomen 3. Psychosoziale und spirituelle Betreuung von Patienten und Familien Scoring: dichotom wahr vs. falsch Anwendung: selbst-angewendet	Validität: keine Daten Reliabilität: Interne Konsistenz: Kuder-Richardson = .78 Test-Retest-Reliabilität = .56 (Ross et al., 1996)	Palliative Care ist nur in Situationen angebracht, in denen es Anzeichen für eine irreversible Desorientierung gibt. Die analgetische Wirkung anderer Opioide wird an der von Morphin gemessen. Das Ausmaß der Erkrankung bestimmt die Methoden der Schmerzbehandlung.
Palliative Care Knowledge questionnaire (Velayudhan et al., 2004) Konzept: Wissensstand in Palliative Care bei Studierenden der Pflegewissenschaften und Medizinstudierenden	15 Items Version für Pflegestudierende 20 Items für Medizinstudierende Dimensionen: 1. Beurteilung und Behandlung von Schmerzen und Symptomen 2. Ethische und juristische Aspekte 3. Kommunikationsfähigkeit 4. Persönliche Reflexion 5. Psychosoziale, spirituelle und kulturelle Aspekte 6. Arbeiten in einem interdisziplinären Team	Keine psychometrische Evaluation	Beispielfrage für Pflegende: Die Effektivität der Pflegenden-PatientInnen-Kommunikation lässt sich am besten erkennen durch: (a) Rückmeldung des Klienten. (b) Gesundheitsteam-Konferenz. (c) Physiologische Anpassung des Patienten. (d) Medizinische Beurteilung. (e) Verbesserung der Gesundheit. Beispielfrage für Medizinstudierende: Paracetmol ist: a. Zentral wirkend. b. Peripheral wirkend. c. Entzündungshemmend. d. a & b.

Tab. 3.6 Instrumente zur Einschätzung der Zuversicht und Selbstwirksamkeit in Bezug auf Palliative Care

Instrument	Beschreibung	Psychometrie	Beispiel-Items
Physical Therapy in Palliative Care – Knowledge Attitudes Beliefs and Experience Scale (PTiPC-KABE (Kumar et al., 2011)) Konzept: Palliative-Care-Wissen, -Überzeugungen, -Einstellungen und -Erfahrungen Zielpopulation: Physiotherapie	37-Item-Selbstbericht-Maßnahme zur Erfassung quantitativer und qualitativer Daten Dimensionen: 1. Wissen 2. Einstellungen 3. Überzeugungen 4. Erfahrungen mit Palliativmedizin Bewertung: 5-Punkte-Likert-Skala (stimme überhaupt nicht zu – stimme voll und ganz zu)	Test–Retest-Reliabilität (ICC = .80-.90)	Ich fühle ein Gefühl des persönlichen Versagens, wenn ein Patient stirbt

(Fortsetzung)

Tab. 3.6 (Fortsetzung)

Instrument	Beschreibung	Psychometrie	Beispiel-Items
Self-Efficacy in Palliative Care Scale (SEPC (Mason & Ellershaw 2008, 2010)) Konzept: Wahrgenommene Wirksamkeit bei der Betreuung des sterbenden PatientInnen Zielpopulation: Medizinstudierende	Die Teilnehmer bewerten ihre Zuversicht bei der Durchführung praxisbezogener Ziele auf einer 100-mm-Visual-Analog-Skala. 23-Items in den drei Unterskalen zur Beurteilung der wahrgenommenen Selbstwirksamkeit.	Reliabilität: $\alpha = 0.84$–0.85 Strukturelle Validität: PCA Varimax-Rotation, 3 Faktoren mit hohen Faktorladungen: 0.45–0.89 (Mason & Ellershaw, 2008, 2010)	Ich würde mich (sehr ängstlich bis sehr zuversichtlich) fühlen in Bezug auf: Verwendung des eigentlichen Wortes Krebs, um die Diagnose zu vermitteln.
Program in Palliative Care Education and Practice questionnaire (PCEP (Schulz et al., 2013; Sullivan et al., 2005)) Konzept: Wahrgenommene Selbstwirksamkeit und Gefühl der Vorbereitung auf die Bereitstellung von Palliative Care Zielgruppe: Medizinstudierende (Originalversion PalliativmedizinerInnen)	37 Items 5-Punkte-Likert-Skala Dimensionen: 1. Vorbereitung auf die Palliativversorgung, 2. Einstellungen zu Palliative Care, 3. Selbsteinschätzung der Kompetenz in der Kommunikation mit sterbenden Patienten und deren Angehörigen, 4. Selbsteinschätzung der Kenntnisse und Fähigkeiten in Palliative Care	Machbarkeit, Akzeptanz und psychometrische Eigenschaften werden in dieser Dissertation untersucht.	Vorbereitung auf die Palliativversorgung Pflege von Patienten am Lebensende. Selbsteinschätzung der Kompetenz in der Kommunikation mit sterbenden PatientInnen und ihren Angehörigen Depressionen sind bei Patienten mit einer unheilbaren Krankheit normal.

Tab. 3.7 Instrumente zur Einschätzung der Einstellung zur Palliativversorgung

Instrument	Beschreibung	Psychometrie	Beispiel-Items
Frommelt Attitudes towards Care of the Dying Scale (Barrere et al., 2008; Frommelt, 1991, S. 199; Frommelt, 1988; Mallory, 2003) Konzept: Pflegende und ihre Haltungen gegenüber unheilbar kranker Menschen und ihren Familien Zielpopulation: Studierende der Pflegewissenschaften	30 Items Dimensionen: 1. Einstellungen zum Patienten 2. Einstellungen gegenüber Familienmitgliedern Bewertung: 5-Punkte-Likert-Skala Besteht aus einer gleichen Anzahl von positiv und negativ formulierten Items	Index der Inhaltsvalidität = 1,00 Inter-Rater-Reliabilität: .98 (Frommelt, 1991) Test-Retest-Reliabilität: r = .90 – .94. (Frommelt, 1991) Interne Konsistenz: α = .89 (Wessel & Rutledge, 2005)	Die pflegerische Betreuung der Familie des Patienten sollte während der gesamten Zeit der Trauer und des Verlustes fortgesetzt werden. Ich würde nicht mit der Pflege eines sterbenden Menschen beauftragt werden wollen. Die Pflegekraft sollte nicht diejenige sein, die mit der sterbenden Person über den Tod spricht.
Frommelt Attitudes toward Care of the Dying Scale (FATCOD, Form B Leombruni et al., 2015; Loera et al., 2018) Konzept: Einstellungen aller Studierender aus einer Vielzahl von Programmen zur Betreuung von unheilbar Kranken und ihren Familien. Zielpopulation: Studierende aus verschiedenen Studiengängen	30 Items Dimensionen: 1. Einstellungen zum Patienten 2. Einstellungen gegenüber Familienmitgliedern Bewertung: 5-Punkte-Likert-Skala Besteht aus einer gleichen Anzahl von positiv und negativ formulierten Items	Interrater-Übereinstimmung von 1.00 (Frommelt, 2003) Test-Retest-Reliabilität r = .92 (Frommelt, 2003)	Die Betreuung des Sterbenden ist eine lohnende Erfahrung Der Tod ist nicht das Schlimmste, was einem Menschen passieren kann Es wäre mir unangenehm, mit der sterbenden Person über den bevorstehenden Tod zu sprechen
Attitudes about Care at the End of Life Questionnaire (Bradley et al., 2000)	Nicht verfügbar	Schlechte Reliabilität bei Studierenden (α = .38), daher aus der Studie ausgeschlossen	Nicht verfügbar

(Fortsetzung)

Tab. 3.7 (Fortsetzung)

Instrument	Beschreibung	Psychometrie	Beispiel-Items
Concerns about caring for dying patient's questionnaire (Kwekkeboom et al., 2005) Konzept: Bedenken über Pflege einer Palliative-Care-Population	6-Item-Skala, die die wichtigsten Bereiche darstellt, die für Studierende der Pflegewissenschaften von Bedeutung sind Bewertung auf einer 4-Punkte-Skala mit 0 = überhaupt nicht bis 4 = sehr stark. Höhere Punktzahlen bedeuten mehr Besorgnis/Sorge.	Keine Daten verfügbar[1]	Wie besorgt oder beunruhigt sind Sie über.... 1. emotionale Unterstützung für trauernde Familien bieten 2. emotionale Unterstützung für sterbende Patienten bieten 3. postmortale Versorgung durchführen können
Level of Palliative Care Delivery Comfort (Thompson, 2005) Konzept: Veränderungen im wahrgenommenen Vertrauen in die Bereitstellung von Palliative Care basierend auf der Kursteilnahme Zielgruppe: Studierende der Pflegewissenschaften	6 Items 10-Punkte-Likert-Skala Abmessungen: Vertrauen in: 1. Fähigkeit zur Betreuung eines sterbenden Patienten 2. Fähigkeit, Ressourcen zu lokalisieren 3. Fähigkeit, mit Emotionen umzugehen Punkt 7 Bewertung des Kurses	Keine Bewertung der psychometrischen Eigenschaften.	Zu Beginn des Kurses fühle ich mich sicher in meiner Fähigkeit, einen sterbenden Patienten und seine Familie zu betreuen. Am Ende dieses Kurses fühle ich mich sicher in meiner Fähigkeit, einen sterbenden Patienten und seine Familie zu betreuen. Die Teilnehmer wurden gebeten, ihr Wohlbefinden auf einer Skala von 0 bis 10 zu bewerten, auf der 0 = völlig unangenehm und 10 = völlig angenehm ist.
Concerns about Dying instrument (CD (Mazor et al., 2004)) Konzept: Komfortlevel in der Arbeit mit sterbenden Patienten und allgemeine Bedenken über den Tod. Zielgruppe: Medizinstudierende	10 Bereiche für beschreibende Aussagen: 1. Ängste im Umgang mit todkranken und/oder sterbenden Patienten: 2. Allgemeine Sorge um den Tod. Spiritualität, 3. Bedenken bei der Arbeit mit sterbenden Patienten Bewertung: 5-Punkte Likert-Skala	Test-Retest-Reliabilität r = .84 - .89, interne Konsistenz: α = .73- .85 (Schwartz et al., 2003)	Ich werde ängstlich oder fühle mich unwohl, wenn ich an meinen eigenen Tod denke. (Allgemein) Ich glaube, dass meine Seele oder mein Geist nach dem Tod weiterleben wird. (Spirituell/religiös)) Ich mache mir Sorgen, wie ich emotional auf sterbende Patienten reagieren werde (patientenbezogen).

[1] Frey et al. (2013) berichteten über einen persönlichen Kommentar von Kwekkeboom et al., dass die Validität für "Concerns about Care at the end of life" bewertet wurde. Sie berichteten jedoch keine Indizes und die Ergebnisse dieser Analysen sind nicht zugänglich, da die Originalarbeit nicht verfügbar ist.

Tab. 3.8 Instrumente zur Beurteilung von Einstellungen und Emotionen zu Tod und Sterben

Instrument	Beschreibung	Psychometrische Eigenschaften	Beispiel-Items
Confrontation-Integration of Death Scale (CIDS (Hurtig & Stewin, 1990)) Konzept: Todeskonfrontation und Todesintegration Zielpopulation: Studierende der Pflegewissenschaften	18 Items Dimensionen: 1. Todeskonfrontation 2. Todesintegration Wertung: Gesamtpunktzahlbereich von 0–72 Todeskonfrontation: Subskala: 0–32, Tod-Integrations-Subskala: 0–40 4 Punkte Likert-Skala	Test–Retest-Reliabilität: Konfrontations-Items .59; Integrations-Items .55 Interne Konsistenz: -(Kuder-Richardson-20-Koeffizienten) von .81 und .85 Diskriminante Validität: Templer-Todesangst-Skala Konfrontation -.11 Integration .16 (Klug, 1976)	Ich vermeide es, über den Tod zu sprechen, wenn sich die Gelegenheit bietet Wenn möglich, werde ich an der Beerdigung eines verstorbenen Freundes teilnehmen Ich genieße das Leben mehr, weil ich mich mit der Tatsache des Todes gestellt habe
Thanatophobia Scale (Merrill et al., 2000) Konzept: Einstellungen und erwartete Ergebnisse der Versorgung von Palliative-Care-Patienten Zielpopulation: Studierende der Pflegewissenschaften und Medizinstudierende	7-stufige Skala. Die Teilnehmer bewerten, wie sehr sie den geäußerten negativen Einstellungen zustimmen / nicht zustimmen, auf einer 7-Punkte-Likert-Skala	Interne Konsistenz: $\alpha = 0.92$–0.95 Hauptkomponentenanalyse der eindimensionalen Faktorenlösung der Thanatophobia Scale Faktorladungen von 0,60–0,81 bei Prä- und Posttest (2008, 2010)	Wenn Patienten anfangen, über den Tod zu sprechen, fühle ich mich unwohl Ich freue mich nicht darauf, die persönliche Krankenschwester für einen sterbenden Patienten zu sein Der Umgang mit sterbenden Patienten traumatisiert mich

(Fortsetzung)

Tab. 3.8 (Fortsetzung)

Instrument	Beschreibung	Psychometrische Eigenschaften	Beispiel-Items
Revised Collett-Lester Fear of Death Scale (Lester, 1990, 2004; Lester & Abdel-Khalek, 2003) Konzept: Offene (bewusste) Todesfurcht und -angst Zielpopulation: Erwachsene > 18 Jahre	7 Items Vier Subskalen mit Bewertung auf einer 5-Punkte-Skala von 5 "sehr", 4-3-2 "etwas" und 1 "nicht" Die eingekreisten Werte werden für jede 7-Item-Subskala summiert	Test–Retest-Reliabilität: .79 – .86 Split-half-Reliabilität .72 – .91 (Lester & Abdel-Khalek, 2003) Interne Konsistenz $\alpha = .88 - .92$ Item–Total-Korrelationen > .47	Wie sehr beunruhigen oder ängstigen Sie die folgenden Aspekte von Tod und Sterben? Ihr eigener Tod: 1. Die vollständige Isolierung des Todes 2. Die Kürze des Lebens 3. Nach dem Tod so viel zu verpassen
Multidimensional Fear of Death Scale (MFODS (Hegedus et al., 2008)) Konzept: emotionale Reaktionen auf verschiedene Facetten im Zusammenhang mit dem Tod Zielpopulation: Medizinstudierende und Mitarbeiter des Gesundheitswesens	42 Items Bewertung: 5-Punkte-Likert-Skala Dimensionen: 1. Angst vor dem Sterbeprozess 2. Furcht vor den Toten 3. Angst, zerstört zu werden 4. Angst um wichtige Personen 5. Angst vor dem Unbekannten 6. Furcht vor dem bewussten Tod 7. Angst um den Körper nach dem Tod 8. Angst vor vorzeitigem Tod	Mittlerer Reliabilitäts-Koeffizient = .75 (1994) Interne Konsistenz: $\alpha = .65 - .82$ Test-Retest (3-Wochen-Zeitraum): .61-81 (Zana et al., 2006)	Ich habe Angst, sehr langsam zu sterben Ich fürchte mich davor, ein Bestattungsunternehmen zu besuchen Ich würde meinen Körper gerne der Wissenschaft spenden Ich habe Angst vor dem Tod von Menschen in meiner Familie

(Fortsetzung)

Tab. 3.8 (Fortsetzung)

Instrument	Beschreibung	Psychometrische Eigenschaften	Beispiel-Items
Death Attitudes Profile Revised (DAP-R (Gesser et al., 1988; Wong et al., 1994)) Deutsche Version Death Attitudes Profile Revised (DAP-GR) (Jansen et al., 2019) Konzept: Einstellungen zu Tod und Sterben Zielpopulation: DAP-R: nicht-medizinische Fachkräfte Zielgruppe DAP-GR: Medizinstudierende	32 Items 7-Punkte-Likert-Skala 5 Abmessungen 1. Angst vor dem Tod, 2. Todvermeidung 3. Neutrale Akzeptanz 4. Ansetzende Akzeptanz 5. Flüchtende Akzeptanz	DAP-R Strukturelle Validität: PCA (varimax-rotation) Interne Konsistenz: .65 –.97 Test-Retest-Reliabilität: .61–.95 Konvergente und diskriminante Validität bewertet (Wong et al., 1994) DAP-GR Objektivität Interrater-Reliabilität: Kendall's W = .30 –.79. fair bis gut Interne Konsistenz: .61 -.94 (Jansen et al., 2019) Split-half-Reliabilität Spearman-Brown-Koeffizient = .83. Die Ergebnisse der CFA wichen leicht von der ursprünglichen Skala ab (Jansen et al., 2019)	Der Tod bringt die Verheißung eines neuen und glorreichen Lebens Ich habe eine intensive Angst vor dem Tod Ich vermeide es ganz, über den Tod nachzudenken Ich sehe den Tod als eine Erleichterung von der Last des Lebens Der Tod ist einfach ein Teil des Prozesses des Lebens

Dieses Kapitel konzentrierte sich auf Assessment-Ansätze für die Palliative-Care-Ausbildung und häufig verwendete Messinstrumente in diesem Kontext, einschließlich der deutschen Version des Harvard Medical School Program in Palliative Care Education and Practice Questionnaire (PCEP-GR). Das folgende Kapitel befasst sich nun mit dem Assessment klinischer Outcomes in der Palliative Care.

3.3 Assessment von klinischen Outcomes in der Palliative Care

In der Medizin hat sich ein Paradigmenwechsel von der traditionellen und theoretischen Medizin hin zur evidenzbasierten Medizin vollzogen. Die zunehmende Etablierung und akademische Einbindung von Palliative Care steht in engem Zusammenhang mit den wachsenden wissenschaftlichen Anforderungen in diesem Bereich. Im palliativen Setting gibt es bestimmte Faktoren, die das Outcome-Assessment besonders herausfordernd machen. Das Feld der Palliative Care ist nicht mehr auf Krebserkrankungen beschränkt und beschäftigt sich daher mit einer heterogenen Gruppe von PatientInnen mit chronischen und unheilbaren Erkrankungen. Die komplexe Multimorbidität der PalliativpatientInnen erfordert eine ganzheitliche Betrachtung der physischen, psychischen, sozialen und spirituellen Bedürfnisse.

3.3.1 Warum brauchen wir klinisches Outcome Assessment in der Palliativversorgung?

Bis vor kurzem konzentrierte sich das Assessment in der Palliativversorgung lediglich auf Strukturen und Prozesse und nicht auf patientenbezogene Ergebnisse. Die Outcome-Messung ist jedoch entscheidend für die Verbesserung der Qualität, Effektivität, Wirksamkeit und Verfügbarkeit von Palliative Care und ist unerlässlich, um Unterschiede und Gemeinsamkeiten der Versorgung in verschiedenen Ländern, sowie die Komplexität der PatientInnen zu verstehen (Bausewein et al., 2016). Sie ist darüber hinaus notwendig, um Patientenpopulationen zu beschreiben und Behandlungsinterventionen zu evaluieren, wird aber noch nicht häufig im klinischen Alltag umgesetzt (Gruenewald et al., 2004).

Es hat sich gezeigt, dass Assessments, die in der klinischen Praxis durchgeführt werden, das Potenzial haben, Outcomes zu verbessern, die im Zusammenhang mit der Palliative-Care-Behandlung stehen. Dies kann schließlich auch

zu evidenzbasierten Verbesserungen auf der Systemebene führen (Currow et al.,
2015). Um die Palliative-Care-Behandlung zu erleichtern, hat die Europäische
Union PRISMA zur Förderung von Best-Practice in der Messung in der Versorgung am Lebensende gegründet (Harding et al., 2010). Eine internationale
online-basierte Umfrage identifizierte einen hohen Bedarf an Schulungen und
Trainings zu diesem Thema und darüber hinaus einen Mangel an Übereinstimmung, welche Instrumente für das Outcome-Assessment in der klinischen Praxis
zu verwenden sind (Bausewein et al., 2011b; Daveson et al., 2012; Harding et al.,
2011).

3.3.2 Was sind Outcomes in der Palliative Care?

Im klinischen Kontext wird ein Outcome definiert als: „die Veränderung des
aktuellen und zukünftigen Gesundheitszustands von PatientInnen, die auf eine
vorangegangene Behandlung zurückgeführt werden kann" ((Donabedian, 1980)
zitiert nach (Bausewein et al., 2016)). Outcome-Maße werden verwendet, um die
Veränderung des Gesundheitszustands oder der Lebensqualität der PatientInnen
zu quantifizieren (Higginson & Harding, 2008). Sie werden für eine Vielzahl
von unterschiedlichen Zwecken in der Gesundheitsversorgung verwendet, aber
die drei Hauptzwecke sind: klinische Versorgung, Audit und Forschung (Bausewein et al., 2009). Im klinischen Bereich wird die Outcome-Messung verwendet,
um die Ausgangslage der PatientInnen und die Entwicklung der Symptome zu
bestimmen. Veränderungen des Gesundheitszustands und der Lebensqualität der
PatientInnen können mithilfe von Outcome-Assessment überwacht werden. Es
hat das Potenzial, die Kommunikation mit den PatientInnen, aber auch mit den
Angehörigen zu erleichtern. Outcomes werden verwendet, um die klinische Entscheidungsfindung und die Evaluation von medizinischen Interventionen, Pflege
oder anderen Dienstleistungen zu fördern (Bausewein et al., 2009). Wie bereits
dargestellt, ist Palliative Care ein ganzheitlicher Ansatz. Dies macht die klinische Bewertung aufgrund der Vielzahl möglicher Ergebnisparameter, die zu
wählen sind, noch anspruchsvoller. In diesem Zusammenhang schlagen Bausewein et al. (2009) vor, drei Hauptbereiche für Outcome-Assessments in der
Palliativversorgung zu berücksichtigen: PatientInnen, die Qualität der Versorgung und die Pflegekräfte/Familie. Die Patientendomäne sollte die Dimensionen
der physischen, psychologischen, sozialen, spirituellen und kulturellen Ebene
umfassen.

3.3.3 Welche klinischen Outcome-Parameter sind geeignet?

Die Auswahl von adäquaten Outcome-Maßen für das Assessment von Palliative Care ist essenziell. Es werden patientenzentrierte, valide und zuverlässige Maße benötigt, die bei komplexen Interventionen anwendbar sind (Kaasa & Radbruch, 2008). Darüber hinaus haben die Integration solcher Maße in klinische Routineassessments und die Anwendung von klinischen administrativen Datenbanken das Potenzial, die Entwicklung von klinisch basierten Forschungsprogrammen zu ergänzen (Aoun & Nekolaichuk, 2014). Im Jahr 2016 hat die EAPC einige Empfehlungen zur Outcome-Messung in der Palliativversorgung veröffentlicht (Bausewein et al., 2016), die in Tab. 3.9 dargestellt sind. Diese Empfehlungen sind wichtig, da sie den Bedarf an psychometrisch fundierten Outcome-Assessment-Tools hervorheben, die in Palliative-Care-Populationen validiert wurden und die Patientenbelastung berücksichtigen, sowie deren Implementierungsprozess evaluieren. Nichtsdestotrotz werden in vielen Palliativstationen und Hospizen immer noch nicht-validierte, unveröffentlichte, selbstverwaltete und nicht von ExpertInnen entwickelte Assessmentinstrumente eingesetzt. Um die Qualität der Outcome-Assessments in der Palliative-Care-Forschung voranzutreiben, ist es ratsam, bestehende Assessment-Instrumente zu nutzen, diese weiterzuentwickeln und nicht in die Entwicklung neuer Instrumente zu investieren (Bausewein et al., 2011a, 2016; Harding et al., 2011).

3.3.4 Assessment von Symptomen am Lebensende

Per Definition ist ein primäres Element von Palliative Care die Palliation: Symptom-Management (Siddall & MacLeod, 2019). Der erste Schritt zu einem erfolgreichen Symptommanagement ist ein sorgfältiges Symptomassessment (Kirkova et al., 2010). Ein wesentlicher Schwerpunkt der klinischen Tätigkeit in Palliative Care ist die Beurteilung und Kontrolle von Symptomen, die stärker ausgeprägt sein können als in kurativ orientierten medizinischen Fachgebieten (Kirkova et al., 2010). Symptome sind Indikatoren für bestimmte Erkrankungsbilder und es wird viel Aufmerksamkeit auf das Erkennen von Symptomclustern gelegt, die auf das Vorhandensein einer bestimmten Krankheit hinweisen. Es ist wichtig, die Auswirkungen der Krankheit und der Therapie sowie die Qualität der Versorgung anhand der von den PatientInnen berichteten Outcomes zu messen (Cleeland, 2007). Symptome haben nicht nur eine bestimmte Ursache, sondern auch eine Auswirkung, die den/die gesamten PatientIn physisch, psychologisch, existenziell/spirituell und sozial betrifft (Siddall & MacLeod, 2019).

Tab. 3.9 EAPC-Empfehlungen zur Outcome-Messung in der Palliativversorgung

1. Verwenden Sie Patient-Reported Outcome Measures (PROMs), die bei relevanten Populationen, die Palliative Care benötigen, validiert wurden, und stellen Sie sicher, dass diese ausreichend kurz und einfach sind und dass sie die Erfassung von Stellvertreterberichten für den Fall ermöglichen, dass der Patient nicht in der Lage ist, selbst zu berichten.
2. Verwenden Sie multidimensionale Messgrößen, die den ganzheitlichen Charakter von Palliative Care erfassen.
3. Verwenden Sie Outcome-Messungen, um die Bedürfnisse unbezahlter Pflegekräfte (Familie und andere) zu erfassen.
4. Verwenden Sie Maße, die solide psychometrische Eigenschaften haben.
   a. Angemessenheit für den Einsatzzweck
5. Verwenden Sie Instrumente, die für die klinische Aufgabe geeignet sind und die auch den Zielen Ihrer klinischen Arbeit und der Population, mit der Sie arbeiten, entsprechen.
6. Verwenden Sie in der Forschung valide und zuverlässige Messgrößen, die für die Forschungsfrage relevant sind, und berücksichtigen Sie bei der Verwendung von Messgrößen die Patientenbelastung.
   a. Einführung der Outcome-Messungen in die Praxis
7. Nutzen Sie Change-Management-Prinzipien, Moderation und Kommunikation, um die Ergebnismessung in die klinische Routinepraxis einzubetten und den Implementierungsprozess zu evaluieren, um eine nachhaltige Nutzung sicherzustellen, die die Praxis innerhalb der Organisation durchdringt.
   a. National und international: Outcomevergleiche und Benchmarking
8. Beziehen Sie die Ergebnismessung auf Qualitätsindikatoren.
9. Einrichtung und Nutzung von Qualitätsverbesserungssystemen, um die Routinepraxis der Outcomemessung aufrechtzuerhalten und interoperable elektronische Systeme einzurichten, um die Integration von Instrumenten und über verschiedene Settings hinweg sicherzustellen.
10. Verwenden Sie Maße, die Vergleiche zwischen verschiedenen Pflegeeinrichtungen und in ganz Europa ermöglichen. Verwenden Sie daher Maße, die kultursensibel sind und über validierte Übersetzungen in relevanten Sprachen/Ländern verfügen.
11. Förderung des Bereichs der Palliativ- und Sterbebegleitung durch den Aufbau nationaler und internationaler Ergebniskooperationen, die auf ein Benchmarking hinarbeiten, um Pflegestandards zu etablieren und zu verbessern.
12. Um die Praxis der Palliativversorgung zu verbessern und zu überwachen, sollten die politischen Entscheidungsträger die routinemäßige Erhebung von Ergebnisdaten empfehlen, und dann sollten diese Daten verwendet werden, um einen Mindestdatensatz von Ergebnismessungen der Palliativversorgung zu erstellen, um die klinische Versorgung und die Forschung zu verbessern und voranzubringen.

Sie treten nicht isoliert auf und beeinflussen sich gegenseitig. PalliativpatientInnen sind nicht nur von körperlichen Symptomen wie Atemnot und Schmerzen betroffen, sie zeigen auch eine Vielzahl komplexer psychischer Symptome wie Angst, Depression, Furcht, Schuldgefühle, existenzielle und spirituelle Symptome, wie Identitäts-, Sinn- und Zweckverlust (Beng, 2004; Sulmasy, 2002). Wenn es um die Beurteilung von Symptomen geht, ist es zwingend notwendig, zu identifizieren, welche Symptome in ein Instrument zur Symptombeurteilung aufgenommen werden sollen. Ein möglicher Ansatz ist es, die häufigsten Symptome von Palliative-Care-PatientInnen einzubeziehen, da diese für sie am wichtigsten sein können. Liest man Publikationen, die über die häufigsten Symptome bei Palliative-Care-PatientInnen berichten, lässt sich eine Variation in der Prävalenz feststellen: Strömgren et al. (2001) berichten, dass Schmerzen (92 %), Müdigkeit (43 %), Appetitlosigkeit (36 %), Übelkeit (35 %) und Depression (32 %) am häufigsten auftreten. Homsi et al. (2006) berichten, dass folgende Symptome in absteigender Reihenfolge am häufigsten auftreten: Müdigkeit, Mundtrockenheit, Schmerzen und Anorexie, Gewichtsverlust, frühzeitige Sättigung, Schlaflosigkeit, Dyspnoe, Schläfrigkeit und Verstopfung. Die Prävalenz der Symptome wird durch das Alter (z. B. Schmerzen), das Geschlecht (z. B. Übelkeit) und den primären Ort (z. B. Husten) beeinflusst. Interessanterweise variiert die Prävalenz der Symptome auch in Abhängigkeit von der Art des Assessments (offene Fragen vs. systematische Assessments). Eine aktuelle Studie (Kobewka et al., 2017) zur Häufigkeit von Symptomen in der terminalen Phase (48h vor dem Tod) berichtet, dass Schmerzen, Dyspnoe, Unruhe und Übelkeit am häufigsten auftreten. In einer anderen aktuellen Studie waren Schmerzen (78,4 %), Anorexie (64,4 %) und Verstopfung (63,5 %) die häufigsten und schwerwiegendsten Symptome (Tai et al., 2016).

Bis heute gibt es keinen allgemeinen Konsens zur standardisierten Symptomerfassung in der Palliativmedizin (Kirkova et al., 2010). Es ist nach wie vor unbekannt, welche Symptome in welcher Häufigkeit beurteilt werden sollten. Es gibt eine Vielzahl von Instrumenten zur Symptomerfassung, von denen jedes Vor- und Nachteile haben kann. Tab. 3.10 gibt einen Überblick über die gegenwärtig verwendeten Assessment-Tools. Sie wurde von Bausewein et al. (2016) adaptiert und wurde von der Autorin um psychometrische Kenngrößen ergänzt. Diese Informationen sind wichtig, um die vorhandenen Instrumente zu vergleichen und daraus Schlüsse für die Weiterentwicklung des Symptomassessments in Palliative Care zu ziehen.

3.3.5 Selbsteinschätzung vs. Proxy-basierte Assessments

Die Selbstbeurteilung gilt als Goldstandard des Outcome-Assessment in der Palliativversorgung (Evans et al., 2013). Da es für PalliativpatientInnen, die in der Sterbephase häufig kognitive Beeinträchtigungen und Desorientierung aufweisen, besonders herausfordernd ist, sollten die Selbstbeurteilungsmaßnahmen kurz und einfach sein. Dennoch sind einige PatientInnen nicht in der Lage, Fragebögen auszufüllen oder Fragen zu beantworten, aufgrund von schweren Symptomen wie Müdigkeit, verminderter Vigilanz oder Delir (Hosie et al., 2013). In diesem Fall

Tab. 3.10 Instrumente zur Symptombeurteilung in der Palliativmedizin

Instrument	Beschreibung	Psychometrie	Beispiel-Items
Edmonton Symptom Assessment Scale (ESAS-r guidelines (2019) (Bruera et al., 1991)) Deutsche Version Minimales Dokumentationssystem (MISOS (S. Stiel et al., 2010))	9 Symptome + 1 anderes Problem Jedes Symptom mit NRS 0–1: 1. Schmerzen 2. Müdigkeit 3. Übelkeit 4. Depression 5. Angstzustände 6. Schläfrigkeit 7. Appetit 8. Wohlbefinden 9. Kurzatmigkeit verfügbar in einer breiten Palette von Sprachen, breit validiert Dauer: 5 min	Validität: Inhaltliche Validität: Keine Daten[2] Konvergente Validität: KPS[3]: Hohe Korrelationen (Bradley et al. 2005; Chang et al., 2000a; Heedman & Strang, 2001) ECOG[4]: Keine Korrelation (Nekolaichuk et al., 1999) HADS[5]: Wenig bis keine Korrelation (Astradsson et al., 2001; Heedman & Strang, 2001; Lindemalm et al., 2005; Teunissen et al., 2007; Vignaroli et al., 2006) Relibilität:	Bitte kreisen Sie die Zahl ein, die Sie am besten beschreibt: Kein Schmerz 0–10 Schlimmstmöglicher Schmerz Nicht müde 0–10 Schlimmstmögliche Müdigkeit Keine Übelkeit 0–10 Schlimmstmögliche Übelkeit Nicht deprimiert 0–10 Schlimmstmögliche Depression

(Fortsetzung)

[2] "Die Literatur liefert keine theoretische Begründung für den ESAS und seinen Inhalt. Es kann argumentiert werden, dass eine Theorie oder ein übergeordneter Sinn der ESAS nicht notwendig ist, weil das Ziel einfach praktisch ist: einige wenige aktive Symptome unter Verwendung eines konsistenten Auflistungs- und Bewertungssystems über Patienten hinweg zu identifizieren" (Richardson & Jones, 2009).

[3] Karnofsky Performance Status, der zur Beurteilung des Funktionsstatus von Krebspatienten verwendet wird (Grieco & Long, 1984).

[4] Die Eastern Cooperation Oncology Group (ECOG) Skala für den Leistungsstatus (Oken et al., 1982), Beschreibung siehe Abschnitt PSBS Originalmanuskriptmaterial.

[5] Hospital Anxiety and Depression Scale (Spinhoven et al., 1997).

Tab. 3.10 (Fortsetzung)

Instrument	Beschreibung	Psychometrie	Beispiel-Items
		Test–Retest-Reliabilität innerhalb von 1 Tag > .08 (Bruera et al., 1991; Chang el al., 2000a; Dudgeon et al., 1999; Nelson et al., 2001; Pautex et al., 2003; Rees et al., 1998); gegenteilige Ergebnisse (Nekolaichuk et al., 1999); > 1 d schlechte Test–Retest-Reliabilität (Moro et al., 2006; Nekolaichuk et al., 1999) interne Konsistenz: Cronbachs α: Ganzes ESAS: .79 – .93 (Chang et al., 2000a; Easson et al., 2007; Tierney et al., 1998) Objektivität: beschränkt auf Selbsteinschätzung, schlechte Inter-Rater-Reliabilität zwischen Proxy- und Selbsteinschätzung (Jenkins et al., 2000; Nekolaichuk et al. 1999)	

(Fortsetzung)

Tab. 3.10 (Fortsetzung)

Instrument	Beschreibung	Psychometrie	Beispiel-Items
Palliative Outcome Scale ((POS)) Hearn und Higginson (1999)) 14 adaptierte POS-Versionen, 12 Übersetzungen des POS und 15 Studien zur Verwendung in verschiedenen Kulturen (Bausewein et al., 2011a) Deutsche Version übersetzt und entwickelt von (Bausewein et al., 2005b)	10 Items zu körperlichen Symptomen, emotional, psychologisch und geistige Bedürfnisse, Bereitstellung von Informationen und Unterstützung 1 offene Frage zu Haupt Probleme Punktzahlen von 0 (keine Wirkung) bis 4 (überwältigend) Version für Patienten, Personal und Betreuer Weit verbreitete Palliativversorgung Maßnahme Mittlere Zeit 6,9 min (Patienten) und 5,7 min (Personal): wiederholt Beurteilungen von Patienten und Personal mittlere Zeit < 4 min	Validität: Inhaltsvalidität von Fachleuten bewertet, aber keine Informationen zum Konsensprozess (Bausewein et al., 2005) Faktorielle Struktur bewertet durch EFA, CFA, Dimensionen: 1. Symptome 2. Selbstgenügsamkeit 3. Positivität 4. Spirituell (Higginson & Donaldson, 2004; Siegert et al., 2010) Reliabilität: Test-Retest- Reliabilität: gut für 7 von 10, niedrig für Schmerzen, andere Symptome, persönliche Angelegenheiten (Hearn & Higginson, 1999) Interne Konsistenz des gesamten POS: Cronbachs α = .65[6] (Hearn & Higginson, 1999) Objektivität: Interrater-Reliabilität Cohens Kappa war eine Woche für die Übereinstimmung zwischen Personal und PatientInnen	Wurden Sie in den letzten 3 Tagen von Schmerzen geplagt? Haben sich in den letzten 3 Tagen andere Symptome (z. B. Übelkeit, Husten oder Verstopfung) auf Ihr Befinden ausgewirkt? Haben Sie sich in den letzten 3 Tagen ängstlich oder besorgt über Ihre Krankheit oder Behandlung gefühlt?

(Fortsetzung)

[6] In der Arbeit von Siegert et al. (Siegert et al., 2010) wurde dieser Wert als akzeptabel erklärt. Nach George und Mallery (2016) sind die Cutoffs für Cronbachs α: " > .9: exzellent, > .8 = gut, > .7 = akzeptabel, > .6 = fraglich, > .5 = schlecht, und < .5 = inakzeptabel" (S. 231). Folglich ist die Reliabilität fraglich.

Tab. 3.10 (Fortsetzung)

Instrument	Beschreibung	Psychometrie	Beispiel-Items
Memorial Symptom Assessment Scale (MSAS (Portenoy et al., 1994)) Kurzform-Version verfügbar (MSAS-SF (Chang et al., 2000))	28 Items für die physische und psychische Symptommessung von Vorhandensein, Häufigkeit, Schweregrad und Leidensdruck des Symptoms[7] 20–60 min, Kurzform < 5 min	Validität Bewertung der faktoriellen Validität mithilfe der Faktorenanalyse 1. Hauptgruppen psychologische Symptome (PSYCH), 2. hohe Prävalenz physikalisch 3. Symptome (PHYS H), 4. körperliche Symptome mit niedriger Prävalenz (PHYS L) Konvergente Validität geprüft, hohe Korrelation mit Clinical Status und QoL Reliabilität: Interne Konsistenz: .58 (PHYS L) – .83 (PHYS H)	Wie oft hatten Sie es? 1 = selten, 4 = gelegentlich, 3 = häufig, 4 = fast ständig Wenn ja, wie hoch war der Aufschlag in der Regel 1 = leicht, 4 = mäßig, 4 = schwer, 4 = sehr schwer

(Fortsetzung)

[7] PSYCH-Gruppe = Besorgnis, Traurigkeit, Nervosität, Schlafstörungen, Reizbarkeit, Konzentrationsschwierigkeiten.
PHYS H-Gruppe = Energiemangel, Schmerzen, Schläfrigkeit, trockener Mund, Übelkeit, Appetitlosigkeit, Völlegefühl, Geschmacksveränderung, Verstopfung, Gewichtsverlust, Schwindel, Erbrechen.
PHYS L-Gruppe = Taubheit/Kribbeln in Händen/Füßen, Husten, „Ich sehe nicht aus wie ich selbst", Juckreiz, Anschwellen von Armen oder Beinen, Durchfall, Probleme mit sexuellem Interesse oder Aktivität, Kurzatmigkeit, Haarausfall, Probleme beim Wasserlassen, wunde Stellen im Mund, Unfälle beim Wasserlassen, Albträume, Schluckbeschwerden (Portenoy et al., 1994).

Tab. 3.10 (Fortsetzung)

Instrument	Beschreibung	Psychometrie	Beispiel-Items
Symptom- und Problem-Checkliste der Deutschen Hospiz- und Palliativversorgung Evaluation (HOPE (Radbruch & Nauck, 2011; Stiel et al., 2012))	16 Items 4-Punkte verbale Bewertungsskala Vorherige 3 Tage Körperliche Symptome: 1. Schmerz 2. Übelkeit 3. Erbrechen 4. Dyspnoe 5. Verstopfung 6. Schwäche 7. Appetitlosigkeit 8. Müdigkeit Psychologische Symptome: 9. Sich deprimiert fühlen 10. Ängste 11. Spannung 12. Desorientierung/Verwirrung Krankenpflege 13. Wundversorgung 14. Aktivitäten des täglichen Lebens Soziale Aspekte 15. Organisation der Pflege 16. Überforderung der Familie	Validität: Bewertung der faktoriellen Struktur mittels EFA, 4 Dimensionen: 1. Physikalisch 2. Psychologisch 3. Pflege 4. Sozial (Stiel et al., 2012) Diskriminante Validität bewertet über Kreuzvalidierung mit ECOG (Stiel et al., 2012) Konvergente Validität bewertet mit MIDOS und POS (Stiel et al., 2012) Relibilität: Interne Konsistenz Cronbachs α = .76 - .81 Test-Retest-Reliabilität: r = .38 -.72 (Stiel et al., 2012)	Nicht verfügbar

(Fortsetzung)

Tab. 3.10 (Fortsetzung)

Instrument	Beschreibung	Psychometrie	Beispiel-Items
Palliative Symptom Burden Score (PSBS (Schlieper et al., 2017; Schulz et al., 2015a))	Hochfrequentes digitales Bewertungsinstrument für die Symptombelastung von PalliativpatientInnen Letzte 8h Misst die häufigsten Symptome auf einer SPCU, wie sie von einem Expertengremium für Palliativmedizin definiert wurden 5-stufige verbale Bewertungsskala 1. Vigilanz 2. Verwirrung 3. Unruhe/ Angstzustände 4. Schwitzen 5. Schwäche 6. Übelkeit 7. Erbrechen 8. Dyspnoe 9. Husten 10. Juckreiz 11. Schmerz	Psychometrische Auswertung ist Ziel dieser Dissertationsarbeit	Vigilanz: 0 keine Beeinträchtigung, 1 Müdigkeit während des Tages, 4 gelegentliche Schlafzyklen während des Tages, 4 hauptsächlich Schlafzyklen während des Tages, 4 Schläfrigkeit

ist die stellvertretende Bewertung (proxy-basiertes Assessment) eine Alternative für die Outcome-Messung (Snow et al., 2005). Proxy-Assessments werden von einer anderen Person als den PatientInnen erhoben, z. B. von medizinischem Fachpersonal wie ÄrztInnen, Pflegenden, PsychologInnen oder auch Angehörigen. Proxy-Assessment ist besonders in den letzten Tagen und Stunden des Lebens hilfreich (Bausewein et al., 2016). Aber obwohl es erhebliche Vorteile der stellvertretenden Assessments gibt, wird die Reliabilität dieser Bewertungen diskutiert. Es scheint Diskrepanzen zwischen den Selbstberichten der PatientInnen und den Bewertungen der KlinikerInnen und Angehörigen zu geben: KlinikerInnen neigen dazu, die Symptome zu unterschätzen (Laugsand et al., 2010) und Ehepartner und Partner neigen dazu, die Symptome zu überschätzen (Zloklikovits et al., 2005). Es scheint aber auch einen Unterschied zwischen verschiedenen Arten von Symptomen zu geben. Bei offensichtlicheren Symptomen wie Immobilität, Müdigkeit, Dyspnoe und Erbrechen ist die Übereinstimmung von Selbst- und Proxy-Berichten höher als bei latenten Symptomen wie Schmerzen, Gefühlen und Gedanken (McPherson & Addington-Hall, 2003). Im Hinblick auf die Proxy-Bewertung von Palliative-Care-Outcomes bedarf die Vergleichbarkeit von Selbst- und Proxy-Berichten besonderer Aufmerksamkeit (Gao et al., 2010; Higginson & Gao, 2008).

3.3.6 Aktuelle Forschungsziele in Palliative Care

Vor dem Hintergrund der sich verändernden demografischen Trends wie der alternden Bevölkerung und der steigenden Lebenserwartung, sowie der jüngsten medizinischen und wissenschaftlichen Fortschritte besteht ein Bedarf an der Entwicklung, Assessment und Erforschung von Palliative Care (Davies et al., 2004b; Finucane et al., 2018; A. Pereira et al., 2018; Williams et al., 2010). Die Forschung im Bereich Palliative Care hat sich von der primären Fokussierung auf Krebserkrankungen zu anderen lebensbegrenzenden Zuständen und Krankheiten entwickelt (WHO, 2002). Dennoch ist die Forschung in diesem Bereich aufgrund der sensiblen Natur des Themas Tod und Sterben, sowie der PatientInnen mit komplexen und instabilen Symptomen eine Herausforderung (Higginson, 2016). Die Forschung in diesem Bereich ist für die evidenzbasierte klinische Praxis, die Verbesserung der Behandlung, die Steigerung der Lebensqualität der PatientInnen und die Ausbildung von Palliative-Care-Fachkräften unerlässlich (LeBlanc et al., 2010; Visser et al., 2015).

Eine aktuelle Studie (Inbadas et al., 2016) untersuchte 34 internationale Deklarationen zu Palliative Care, die zwischen 1983 und 2016 veröffentlicht

wurden, mittels Inhaltsanalyse. Die Ergebnisse zeigten, dass „die Notwendig-
keit von Palliative-Care-Ausbildung am häufigsten hervorgehoben wurde, gefolgt
von Forderungen nach politischen Veränderungen, dem Eintreten für eine bessere
Versorgung mit Palliative Care und der Notwendigkeit von Schmerzlinderung
(…). Andere Themen, die hervorgehoben wurden, sind der Bedarf an Palliative-
Care-Forschung, die Schaffung eines öffentlichen Bewusstseins, die Anerkennung
von Palliative Care als Menschenrecht und die Vorteile eines multidisziplinären
Ansatzes für Palliative Care". (Inbadas et al., 2016; S. e14).

Nationale Reviews von Palliativstudien unter Verwendung eines bibliometri-
schen Ansatzes werden in verschiedenen Ländern zu einer gängigen Praxis, da sie
die Entscheidungsfindung unterstützen und Forschenden helfen können, poten-
zielle Evidenzlücken in bestimmten Bereichen zu identifizieren (S.M. Pereira
et al., 2018). Die Mehrheit der nationalen Reviews berichtet von einer Zunahme
der durchgeführten und veröffentlichten Forschung im Bereich Palliative Care
(Finucane et al., 2018; Henoch et al., 2016; McIlfatrick & Murphy, 2013; S.M.
Pereira et al., 2018). In einer sehr aktuellen Studie (Finucane et al., 2018) wurde
die Palliative-Care-Forschung in Schottland (2006–2015; 308 Artikel) untersucht. Die Ergebnisse identifizierten „palliative Interventionen für Menschen mit
nicht-malignen Erkrankungen und Multimorbidität; physische und psychologische Symptom assessment und -management; Interventionen zur Unterstützung
pflegender Angehöriger; und Trauerbegleitung" als wichtige Bereiche für weitere
Palliative-Care-Forschung (S. 1).

Eine Übersichtsarbeit über die Palliative-Care-Forschung in Portugal
(A. Pereira et al., 2018; 2000–2015; 488 Artikel) kam zu dem Schluss, dass
die Prioritäten der praxisorientiert Forschung die finanziellen Kosten und der
Nutzen von Palliative Care, das Bewusstsein und das Verständnis von Palliative Care, unterversorgte Bevölkerungsgruppen, Best Practices, Kommunikation
und Palliative Care in ambulanten Einrichtungen sind. Eine ähnliche Studie
(McIlfatrick & Murphy, 2013) untersuchte 412 Artikel, die zwischen 2002 und
2012 in Irland veröffentlicht wurden, und hob den Bedarf an mehr ergeb-
nisorientierter multidisziplinärer Forschung hervor und dass die Untersuchung
der Palliative-Care-Forschung ein wesentlicher erster Schritt ist, um künftige
Schwerpunktbereiche für weitere Forschung zu entwickeln und Möglichkeiten für
künftige Zusammenarbeit auf nationaler und internationaler Ebene aufzuzeigen.

Henoch et al. (2016) untersuchten 236 Studien, die zwischen 2007 und
2012 in Schweden veröffentlicht wurden. Sie berichteten über eine Dominanz
von qualitativen Ansätzen und kleinen, querschnittlichen Studien mit wenigen
Interventionen. Sie kommen außerdem zu dem Schluss, dass mehr Strategien
erforderlich sind, um die Wissensentwicklung in der Palliativmedizin zu erweitern

und auf demografische, epidemiologische, therapeutische und gesundheitliche Strukturveränderungen zu reagieren. Um klinische Praxis und Lehre im Bereich Palliative Care zu verbessern, müssen KlinikerInnen und Dozierende Zugang zu qualitativ hochwertiger Evidenz haben. Folglich benötigt die Palliativversorgung dringend eine breitere Evidenzbasis (Aoun & Nekolaichuk, 2014).

In den vorliegenden Studien wird ein evidenzbasierter Ansatz zur Verbesserung der klinischen und Ausbildungs-Assessment in Palliative Care vorgestellt: Die Übersetzung und Validierung des Harvard Medical School *Program in Palliative Care Education and Practice-Questionnaire* für das Ausbildungs-Assessment in Palliative Care, dessen Einsatz für das Assessment eines E-Learning-Kurses *Palliative Care Basics* für Medizinstudierende sowie die Evaluation und psychometrische Untersuchung eines von ExpertInnen entwickelten klinischen Assessment-Instruments für die Symptombelastung von PalliativpatientInnen. Dieser Ansatz wurde erfolgreich am Interdisziplinären Zentrum für Palliative Care (IZP) am Universitätsklinikum der Heinrich-Heine-Universität in Düsseldorf umgesetzt. Die Studien können als Rahmen für weitere Forschung adaptiert werden und tragen zur Weiterentwicklung von Palliative Care bei.

Das IZP wurde im Jahr 2010 von Dr. Andrea Schmitz und Dr. Christian Schulz-Quach gegründet. Im IZP werden schwerstkranke und sterbende PatientInnen mit einem interdisziplinären Palliative-Care-Ansatz behandelt. Neben der Patientenversorgung ist das IZP auch für die Palliative-Care-Ausbildung von Medizinstudierenden zuständig. Im Jahr 2013 wurde ein UPCE-Curriculum in den Modellstudiengang Medizin implementiert, das mit einem Gesamtumfang von ca. 60 Unterrichtseinheiten (1 UE = 45 min; Pflichtcurriculum 39 UE, Wahlpflichtcurriculum 21 UE) beginnt und verschiedene innovative und evidenzbasierte Lehrformate integriert, die von virtuellen standardisierten/simulierten Patientenkontakten, Best-Practice-Videos über Blended-Learning-Kurse mit E-Learning bis hin zu einem Wahlpflicht-Intensivkurs Palliative Care reichen (Schulz et al., 2015b, c).

Die vorliegende Dissertationsarbeit von Katharina Fetz wurde im Rahmen eines Kooperationsprojektes des IZP und der Universität Witten/Herdecke (UWH) durchgeführt. Die UWH war eine der ersten Universitäten, die Kommunikation als Querschnittsbereich innerhalb der medizinischen Curricula implementierte. Der Lehrstuhl für Sozialphilosophie und Ethik im Gesundheitswesen[8] (Leiter: Prof. Dr. Martin W. Schnell) lehrt Kommunikation für Medizinstudierende mit Hilfe von simulierten PatientInnen und Video-Feedback-Ansatz (Mitzkat et al., 2006; Langer & Schnell, 2020). Das neue Curriculum für Palliative Care im

---

[8] Früher Institut für Ethik und Kommunikation im Gesundheitswesen.

Medizinstudium wurde im Jahr 2006 implementiert. Es besteht aus 31 Unterrichtseinheiten im 4. Jahr des Medizinstudiums mit den Themen Kommunikation und Interaktion, Patientenbeurteilung und -management, Interprofessionalität und systemische Aspekte (Schulz et al., 2013). Neben der Palliative-Care-Ausbildung liegt ein Schwerpunkt des Instituts auf der Forschung in der Palliative Care: Die Buchreihe Palliative Care und Forschung will mit qualitativen Ansätzen wie Inhaltsanalyse (Schnell, 2013), Ethnographie (Schnell et al., 2014), Grounded Theory (Schnell et al., 2015), Typologie (Schnell et al., 2016) und Rahmenanalyse (Schnell et al., 2018) zum wissenschaftlichen Verständnis der Realität sterbender PatientInnen beitragen.

Die vorliegenden Studien wurden mit einem quantitativen Ansatz mit psychometrischem Schwerpunkt in Zusammenarbeit mit dem Lehrstuhl für Forschungsmethodik und Statistik am Fachbereich Psychologie der UWH durchgeführt. Der Lehrstuhl besteht aus einem interdisziplinären Team mit Expertise aus Statistik, Mathematik, Psychologie und Informatik. Zentrales Ziel ist die statistische und methodische Beratung von Forschungsprojekten in der Psychologie und Nachbardisziplinen wie Gesundheitswissenschaften, Medizin und Pflegewissenschaften (z. B. Fetz et al., 2019; 2020). Es soll den UWH-Forschungsschwerpunkt „Integrative und personalisierte Gesundheitsversorgung" fördern und die methodische Qualität der Forschung in diesem Bereich verbessern.

3.3.7 Kurzer Überblick über die Studien

Die drei Studien der vorliegenden Untersuchung wurden zwischen 2011 und 2017 während der Gründungszeit des IZP durchgeführt. In dieser Phase der Pionierarbeit wurde ein neuer Ansatz für das Assessment der Symptombelastung für komplexe Palliative-Care-Interventionen in die klinische Routine implementiert und ein neuartiger Undergraduate Palliative Care Education (UPCE) Ansatz etabliert. Übergeordnetes Ziel der Studien war es, eine fundierte wissenschaftliche Methodik zur Bewertung komplexer Interventionen in der klinischen Gesundheitsversorgung und Lehre am IZP anzuwenden und damit einen Beitrag zu einem systematischen und evidenzbasierten Evaluationsansatz für ein heuristisch entwickeltes klinisches und pädagogisches Programm in Palliative Care zu leisten. Alle Studien wurden in internationalen, begutachteten Fachzeitschriften mit Impact-Faktor veröffentlicht. Dieses Kapitel soll einen kurzen Überblick über die Studien und den Hintergrund ihrer Anwendung geben. Die Originalpublikationen finden Sie im folgenden Unterkapitel. (Studie 1 bis 3)

Fetz et al. BMC Palliative Care (2017) 16:78
DOI 10.1186/s12904-017-0263-3

BMC Palliative Care

RESEARCH ARTICLE   Open Access

Validation of the German revised version of the program in palliative care education and practice questionnaire (PCEP-GR)

Katharina Fetz[1]* , Ursula Wenzel-Meyburg[2] and Christian Schulz-Quach[3,4,5]

Abstract

Background: The evaluation of the effectiveness of undergraduate palliative care education (UPCE) programs is an essential foundation to providing high-quality UPCE programs. Therefore, the implementation of valid evaluation tools is indispensable. Until today, there has been no general consensus regarding concrete outcome parameters and their accurate measurement. The *Program in Palliative Care Education and Practice Questionnaire* (German Revised Version; PCEP-GR) is a promising assessment tool for UPCE. The aim of the current study was to evaluate the psychometric properties of PCEP-GR and to demonstrate its feasibility for the evaluation of UPCE programs.

Methods: The practical feasibility of the PCEP-GR and its acceptance in medical students were investigated in a pilot study with 24 undergraduate medical students at Heinrich Heine University Dusseldorf, Germany. Subsequently, the PCEP-GR was surveyed in a representative sample ($N = 680$) of medical students in order to investigate its psychometric properties. Factorial validity was investigated by means of principal component analysis (PCA). Reliability was examined by means of split-half-reliability analysis and analysis of internal consistency. After taking into consideration the PCA and distribution analysis results, an evaluation instruction for the PCEP-GR was developed.

Results: The PCEP-GR proved to be a feasible and well-accepted in medical students. PCA revealed a four-factorial solution indicating four PCEP-GR subscales: *preparation to provide palliative care, attitudes towards palliative care, self-estimation of competence in communication with dying patients and their relatives and self-estimation of knowledge and skills in palliative care.*

The PCEP-GR showed good split-half-reliability and acceptable to good internal consistency of subscales. *Attitudes towards palliative care* slightly missed the criterion of acceptable internal consistency. The evaluation instruction suggests a global PCEP-GR index and four subscales.

Conclusions: The PCEP-GR has proven to be a feasible, economic, valid and reliable tool for the assessment of UPCE that comprises self-efficacy expectation and relevant attitudes towards palliative care.

Keywords: Palliative care, Medical education, Evaluation, Teaching assessment, Psychometric evaluation, Validation, Principle component analysis, Reliability

* Correspondence: katharina.fetz@uni-wh.de
[1]Chair of Research Methodology and Statistics in Psychology, Department of Psychology & Psychotherapy, Faculty of Health, Witten/Herdecke University, Witten, Germany
Full list of author information is available at the end of the article

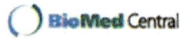

◀**Studie. 1** Fetz, K., Wenzel-Meyburg, U. & Schulz-Quach, C. Validation of the German revised version of the program in palliative care education and practice questionnaire (PCEP-GR). *BMC Palliat Care* **16,** 78 (2017). https://doi.org/10.1186/s12904-017-0263-3

Die erste Studie „Validation of the German revised version of the program in Palliative Care education and practice questionnaire (PCEP-GR)" (Fetz et al., 2017) wurde in der Zeitschrift BMC Palliative Care veröffentlicht. Die Notwendigkeit psychometrisch fundierter Assessment-Instrumente in der Palliative-Care-Ausbildung ist Gegenstand laufender wissenschaftlicher Diskussionen und ihre Relevanz wurde in der Einleitung aufgezeigt. Der Program in Palliative Care Education and Practice Questionnaire wurde von Sullivan und KollegInnen an der Harvard Medical School, Boston (Sullivan et al., 2005) entwickelt, um den Erfolg eines Ausbildungsprogramms für ÄrztInnen und Pflegekräfte zu beurteilen. Er wurde in einem mehrstufigen Prozess mit Expertengremien und Peer-Review entwickelt und durch die Adult Learning Theory (Knowles et al., 2014) und das Selbstwirksamkeitskonzept von Bandura (Bandura, 1977, 1993) geprägt. Schulz et al. (2013) entwickelten eine deutschsprachige Kurzversion des Fragebogens für die Evaluation eines UPCE-Programms an der Universität Witten/Herdecke, wobei die UPCE-relevanten Items des Fragebogens verwendet wurden. Ziel unserer Studie war es, die psychometrischen Eigenschaften der deutschen Version des PCEP (PCEP-GR) zu untersuchen und seine Eignung für die Evaluation von UPCE-Programmen zu demonstrieren. Zunächst wurde eine Pilotstudie mit 24 Medizinstudierenden durchgeführt, um die Akzeptanz und Durchführbarkeit zu testen. Anschließend wurde der PCEP-GR an einer repräsentativen Stichprobe von 680 Medizinstudierenden zur Evaluierung der psychometrischen Eigenschaften erhoben. Die Inhaltsvalidität wurde mithilfe der Hauptkomponentenanalyse (principal component analysis; PCA) untersucht. Die Reliabilität wurde mittels Split-Half-Reliabilitätsanalyse und Analyse der internen Konsistenz (Cronbachs α) untersucht. Unter Berücksichtigung der Ergebnisse der PCA wurde eine Auswertungsempfehlung für das PCEP-GR entwickelt. Die Hauptergebnisse der Studie waren, dass sich das PCEP-GR als durchführbar erwies und von den Medizinstudierenden gut angenommen wurde. Die PCA ergab eine vierfaktorielle Lösung mit vier PCEP-GR-Subskalen: Gefühl der Bereitschaft, Palliative Care zu erbringen, Einstellung zu Palliative Care, wahrgenommene Selbstwirksamkeitserwartung in Bezug auf kommunikative Fähigkeiten und Wissen über Palliative Care. Der PCEP-GR zeigte eine gute Split-Half-Reliabilität und eine akzeptable bis gute interne Konsistenz der Subskalen. Die

Skala *Einstellung zu Palliative Care* verfehlte knapp das Kriterium der akzeptablen internen Konsistenz. (Studie. 3.2)

Die zweite Studie „Can elearning be used to teach Palliative Care? – medical students' acceptance, knowledge and self-estimation of competence in Palliative Care after elearning" wurde in der Zeitschrift BMC Medical Education veröffentlicht. Das primäre Ziel dieser Studie war die Bewertung des E-Learning-Kurses Palliative Care Basics, der 2013 an der Universität Düsseldorf implementiert wurde. Schwerpunkte der Untersuchung waren die Akzeptanz dieser Lehrmethode durch die Studierenden und ihre Leistungen in der schriftlichen Prüfung zum Thema Palliative Care sowie die Selbsteinschätzung der Studierenden in Bezug auf ihre Kompetenz in Palliative Care. Wir führten eine Querschnittsstudie durch, die für eine Proof-of-Concept-Evaluation geeignet ist. Die Stichprobe bestand aus drei Kohorten von Medizinstudierenden der Heinrich-Heine-Universität Düsseldorf (N = 670). Die Akzeptanz des E-Learning-Ansatzes wurde mithilfe der Standardevaluation der Heinrich-Heine-Universität untersucht. Der Effekt des E-Learnings auf die Selbsteinschätzung der Studierenden in Palliative Care Kompetenzen wurde mittels der deutschen revidierten Version des Program in Palliative Care Education and Practice Questionnaire (PCEP-GR) gemessen. Ergebnisse: Der E-Learning-Kurs Palliative Care Basics wurde von den Medizinstudierenden gut angenommen. Die Daten ergaben keine signifikanten Effekte des E-Learning-Kurses auf die Selbsteinschätzung der Studierenden in Palliative Care Kompetenzen. Es zeigte sich ein Trend, dass der E-Learning-Kurs einen positiven Effekt auf die Note in der schriftlichen Prüfung hatte.

Die dritte Studie „Evaluation of the palliative symptom burden score (PSBS) in a specialized Palliative Care unit of a university medical center – a longitudinal study" (Fetz et al., 2018) wurde ebenfalls in BMC Palliative Care veröffentlicht. Das PSBS, ein von ExpertInnen entwickeltes proxy-basiertes digitales Symptomassessmenttool, wurde 2011 am Interdisziplinären Zentrum für Palliativmedizin implementiert. Ziel der Studie war es, seine Machbarkeit, Akzeptanz und psychometrischen Eigenschaften zu untersuchen. Das PSBS wurde über einen Zeitraum von 5 Jahren (2011–2016, N = 820 PatientInnen) dreimal täglich durch das Pflegepersonal bewertet. Die Inhaltsvalidität wurde mittels Hauptkomponentenanalyse untersucht. Die Konstruktvalidität wurde durch Kreuzvalidierung mit der Hospiz- und Palliativpflege-Evaluations-Checkliste untersucht. Die diskriminative Validität der PSBS wurde mittels univariater Varianzanalyse der Symptomscores analysiert. Die Reliabilität der PSBS wurde mittels interner Konsistenzanalyse, Test–Retest und Split-Half-Reliabilität evaluiert. Die Inter-Rater-Reliabilität

Schulz-Quach *et al. BMC Medical Education* (2018) 18:92
https://doi.org/10.1186/s12909-018-1186-2

BMC Medical Education

RESEARCH ARTICLE

Can elearning be used to teach palliative care? – medical students' acceptance, knowledge, and self-estimation of competence in palliative care after elearning

Christian Schulz-Quach[1,3], Ursula Wenzel-Meyburg[2] and Katharina Fetz[4*]

Abstract

Background: Undergraduate palliative care education (UPCE) was mandatorily incorporated in medical education in Germany in 2009. Implementation of the new cross-sectional examination subject of palliative care (QB13) continues to be a major challenge for medical schools. It is clear that there is a need among students for more UPCE. On the other hand, there is a lack of teaching resources and patient availabilities for the practical lessons. Digital media and elearning might be one solution to this problem. The primary objective of this study is to evaluate the elearning course *Palliative Care Basics*, with regard to students' acceptance of this teaching method and their performance in the written examination on the topic of palliative care. In addition, students' self-estimation in competence in palliative care was assessed.

Methods: To investigate students' acceptance of the elearning course *Palliative Care Basics*, we conducted a cross-sectional study that is appropriate for proof-of-concept evaluation. The sample consisted of three cohorts of medical students of Heinrich Heine University Dusseldorf (N = 670). The acceptance of the elearning approach was investigated by means of the standard evaluation of Heinrich Heine University. The effect of elearning on students' self-estimation in palliative care competencies was measured by means of the German revised version of the Program in Palliative Care Education and Practice Questionnaire (PCEP-GR).

Results: The elearning course *Palliative Care Basics* was well-received by medical students. The data yielded no significant effects of the elearning course on students' self-estimation in palliative care competencies. There was a trend of the elearning course having a positive effect on the mark in written exam.

Conclusions: Elearning is a promising approach in UPCE and well-accepted by medical students. It may be able to increase students' knowledge in palliative care. However, it is likely that there are other approaches needed to change students' self-estimation in palliative care competencies. It seems plausible that experience-based learning and encounters with dying patients and their relatives are required to increases students' self-estimation in palliative care competencies.

Trial registration: Heinrich Heine University Medical School Clinical Trial Registry No. 4876 (date of approval 26.11.2014).

Keywords: Medical education, Undergraduate palliative care education, Palliative care, Palliative medicine, Education assessment, Evaluation

* Correspondence: Katharina.fetz@uni-wh.de
[4] Chair of Research Methodology and Statistics in Psychology, Department of Psychology & Psychotherapy, Faculty of Health, Witten/Herdecke University, Witten, Germany
Full list of author information is available at the end of the article

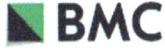

◀Studie. 2 Schulz-Quach, C., Wenzel-Meyburg, U. & Fetz, K. Can elearning be used to teach palliative care? – medical students' acceptance, knowledge, and self-estimation of competence in palliative care after elearning. *BMC Med Educ* **18**, 82 (2018). https://doi.org/10.1186/s12909-018-1186-2

wurde anhand der Beobachterübereinstimmung der Bewertungen der Symptombelastung durch die Pflegekräfte innerhalb eines Tages untersucht. Die Veränderungssensitivität wurde mittels Wilcoxon-Test mit wiederholten Messungen der PSBS vor und nach der palliativen Komplexbehandlung analysiert. Es wurde eine hohe Akzeptanz und die Machbarkeit eines hochfrequenten, proxy-basierten Ansatzes zur Beurteilung der Symptombelastung nachgewiesen. Es gab niedrige Raten fehlender Werte und keine Hinweise auf die Übernahme früherer Ratings. Das PSBS in seiner jetzigen Form zeigt eine gute Struktur- und Konstruktvalidität (rs = .27 – .79, p's < .01) und eine hohe Sensitivität für Veränderungen der Symptombelastung (p's < .01, außer Schwitzen), aber eine unbefriedigende Reliabilität (α = .41 – .67; Test–Retest: rs = .30 – .88; p's < .01; Split-Half: rs = .69; p < .01; Inter-Rater: p's > .01).

3.4 Diskussion

Palliative Care ist ein interdisziplinärer, ganzheitlicher Ansatz, der die Bedürfnisse von unheilbar kranken und sterbenden PatientInnen und deren Angehörige in den Mittelpunkt stellt (DGP, 2016; EAPC, 2019; WHO, 2018). Die Kernideen von Palliative Care und der Hospizbewegung lassen sich bis ins 4. und 5. Jahrhundert zurückverfolgen (Müller-Busch, 2012, 2014; Stolberg, 2007; Stolberg et al., 2017) und haben sich seither enorm weiterentwickelt. Es gibt eine lange Tradition der Forschung in Palliative Care mit dem Ziel, die Disziplin zu verbessern und weiterzuentwickeln, beginnend mit frühen dokumentierten Fallstudien in den Niederlanden (Stolberg et al., 2017) über erste medizinische Dissertationen (Stolberg, 2007) bis hin zu der bekannten und hochgeschätzten Arbeit von Dame Cicely Saunders im St. Christopher's Hospice (Clark, 1998, 1999; Saunders, 1960, 1967, 2001a; b). In jüngster Zeit ist die zunehmende akademische Einbindung der Disziplin (Aulbert, 1997; Deutscher Ärztetag, 2003, 2018; Ilse et al., 2012a; Schiessl et al., 2013a; Schulz et al., 2015c), die wachsende nationale und internationale politische Anerkennung (Clark, 2007; Council of Europe 2003; Davies et al., 2004a, 2004c; German Federal Parliament, 2015; GKV-Spitzenverband, 2019), seine Implementierung an Universitäten (Ilse et al., 2012a, 2012b; Schiessl et al.,

Fetz et al BMC Palliative Care (2018) 17:92
https://doi.org/10.1186/s12904-018-0342-0

BMC Palliative Care

RESEARCH ARTICLE   **Open Access**

Evaluation of the palliative symptom burden score (PSBS) in a specialised palliative care unit of a university medical centre - a longitudinal study

 CrossMark

Katharina Fetz[1] , Hendrik Vogt[2], Thomas Ostermann[1], Andrea Schmitz[2] and Christian Schulz-Quach[3,4,5]

Abstract

Background: The implementation of standardised, valid and reliable measurements in palliative care is subject to practical and methodological challenges. One aspect of ongoing discussion is the value of systematic proxy-based assessment of symptom burden in palliative care. In 2011, an expert-developed proxy-based instrument for the assessment of symptom burden in palliative patients, the *Palliative Symptom Burden Score* (PSBS), was implemented at the Specialised Palliative Care Unit of the University Medical Centre in Dusseldorf, Germany. The present study investigated its feasibility, acceptance and psychometric properties.

Methods: The PSBS was rated by nursing staff three times a day over 5 years (N = 820 patients). Feasibility and nurses' acceptance of PSBS were analysed. Structural validity was investigated by principal component analysis. Construct validity was examined via cross-validation with the *Hospice and Palliative Care Evaluation* checklist. Discriminative validity of the PSBS was analysed by means of Kruskal-Wallis test of patients' performance score. Reliability of the PSBS was evaluated by internal consistency analysis, test-retest and split-half-reliability. Inter-rater reliability was investigated by observer agreement of nurses' ratings of symptom burden within a day. Sensitivity to change was analysed by Wilcoxon test with repeated measures of the PSBS before and after palliative complex treatment.

Results: A high degree of acceptance and the feasibility of a high-frequency proxy-based symptom burden assessment approach were demonstrated. There were low rates of missing values and no indications of the adoption of prior ratings. PSBS in its present form demonstrates good structural and construct validity (r_s = .27–.79; p's < .001) and high sensitivity to changes in symptom burden (p's < .01, except sweating), but unsatisfactory reliability (α = .41–.67; test-retest: r_s = .30–.88; p's < .001; split-half: r_s = .69, p < .001; inter-rater: n.s.).

Conclusions: The study presents a framework for the post hoc validation of an already existing documentation tool in palliative care. This study supports the notion that PSBS might not be reflective of an overall construct and will therefore require further development and critical comparison to other already established symptom burden instruments in palliative care.

Keywords: Palliative care, Terminal care, Symptom burden assessment, Proxy-based assessment, Physical symptoms, Psychological symptoms, Psychometric evaluation, Factor analysis, Principal component analysis, Validity, Reliability analysis, Sensitivity

* Correspondence: Katharina.fetz@uni-wh.de
[1] Chair of Research Methodology and Statistics in Psychology, Department of Psychology & Psychotherapy, Faculty of Health, Witten/Herdecke University, Witten, Germany
Full list of author information is available at the end of the article

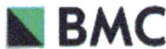

◀**Studie. 3** Studie Fetz, K., Vogt, H., Ostermann, T. *et al.* Evaluation of the palliative symptom burden score (PSBS) in a specialised palliative care unit of a university medical centre – a longitudinal study. *BMC Palliat Care* **17,** 92 (2018). https://doi.org/10.1186/s12904-018-0342-0

2013; C. Schulz et al., 2015c) und Universitätskliniken (Hentz, 2012; Silberer, 2012; Zentrum für Palliativmedizin Köln, 2019) mit wachsenden Anforderungen an seine Standards und Evidenz konfrontiert. Die in diesem Kapitel vorgestellten Studien sind in diesem Kontext zu betrachten.

Qualitativ hochwertige Forschung innerhalb von Palliative Care ist entscheidend für deren Entwicklung (Aoun & Nekolaichuk, 2014). Palliative-Care-Ausbildung und klinische Forschung in diesem Bereich wurden als aktuelle Forschungsziele mit höchster Priorität identifiziert (Davies et al., 2004b; Finucane et al., 2018; Henoch et al., 2016; Inbadas et al., 2016; Latta & MacLeod, 2019; LeBlanc et al., 2010; McIlfatrick & Murphy, 2013; A. Pereira et al., 2018; Pillemer et al., 2015; Visser et al., 2015; Williams et al., 2010). Es ist unmöglich, die Bedeutung der Palliative-Care-Ausbildung für Fachkräfte und Studierende im Gesundheitswesen überzubewerten (Latta & MacLeod, 2019). Es hat sich gezeigt, dass sie die Weiterentwicklung von Palliative Care unterstützt und für PatientInnen und Familien von Vorteil ist (Elsner et al., 2013; Inbadas et al., 2016). Assessment fördert das Lernen (Wormald et al., 2009) und dies gilt nicht nur für das Ausbildungs-Assessment, sondern auch für das klinische Assessment, das für die Evaluation und Weiterentwicklung bestehender Behandlungsansätze wesentlich ist. Darüber hinaus spielt das Assessment eine entscheidende Rolle bei der Beantragung von Fördermitteln. Fördermittel sind notwendig für den Erhalt bestehender Palliative-Care-Strukturen, die Weiterentwicklung und die Implementierung neuer Angebote. In Zeiten der evidenzbasierten Ausbildung und Versorgung ist es logisch, dass nur Ansätze, die nachweislich wirken, mit Fördermitteln unterstützt werden. Palliative Care hat national und international politische Aufmerksamkeit (Clark, 2007; Europarat, 2003; Davies et al., 2004a; German federal parliament, 2015; GKV-Spitzenverband, 2019) in Form von Gesetzen für die Palliative-Care-Versorgung in Verbindung mit staatlicher Förderung erhalten. Dieser Prozess hat die Forschung, die Ausbildung und den Ausbau von Palliative-Care-Angeboten katalysiert.

Die vorliegenden Studien wurden in der Gründungszeit des IZP durchgeführt, in der es noch keine entsprechenden Angebote gab. Das übergeordnete Ziel der vorgestellten Studien war es, eine fundierte wissenschaftliche Methodik für das Assessment komplexer Interventionen in der klinischen Gesundheitsversorgung und Lehre am IZP anzuwenden und damit einen Beitrag zu einem systematischen und evidenzbasierten Evaluationsansatz für ein heuristisch entwickeltes klinisches und pädagogisches Programm in Palliative Care zu leisten. In den folgenden drei Unterkapiteln wird jeder Forschungsbeitrag vor dem Hintergrund dieser Zielsetzung und des aktuellen Forschungsstandes zu diesen Themen ausführlicher diskutiert, als dies in den Originalmanuskripten aufgrund der Textbegrenzung der Forschungsjournale möglich ist. Anschließend werden ein zusammenfassendes Fazit und ein Ausblick gegeben.

3.4.1 Validierung der deutschen revidierten Version des Program in Palliative Care and Practice Questionnaire (PCEP-GR)

Es ist allgemein anerkannt, dass Assessment das Lernen vorantreibt (Wormald et al., 2009) und es Teil des Lehrens und Lernens sein sollte (Norcini & McKinley, 2007). Kompetenz wird so definiert, dass sie Wissen, Fertigkeiten und Einstellungen (Parry, 1996) sowie kritisches Denken und die Fähigkeit, Probleme zu lösen, umfasst (Stoof et al., 2002), die nach spezifischen Schulungen im theoretischen und klinischen Lernen erworben werden können (Vogel, 2019). Folglich sollte die Bewertung von UPCE-Programmen ein breites Spektrum an Wissen, Fähigkeiten und Einstellungen umfassen, die sich bei Studierenden der Gesundheitsberufe entwickeln müssen, um Kompetenz in Palliative Care zu erlangen (Billings & Block, 1997; Gamondi et al., 2013; Krumm et al., 2015). Da es immer noch keinen allgemeinen Konsens darüber gibt, welche Outcome-Maße für die Bewertung dieser Programme verwendet werden sollten (Donne et al., 2019; Frey et al., 2013), war das Ziel unserer Studie die Untersuchung des PCEP-GR (Schulz et al., 2013), eines vielversprechenden Assessmentinstruments, das ursprünglich von Sullivan und KollegInnen an der Harvard Medical School (Sullivan et al., 2005) entwickelt wurde, und damit zur Identifizierung von praktikablen, gut akzeptierten und psychometrisch soliden Assessmentinstrumenten in diesem Bereich beizutragen.

3.4.2 Ziele und Ergebnisse

Das Hauptergebnis unserer Studie war, dass PCEP-GR sich als praktikabel und gut akzeptiert für die Evaluation von Palliative-Care-Ausbildung erwiesen hat.

Wir waren in der Lage, die vierfaktorielle Struktur der Originalversion zu replizieren und damit die Inhaltsvalidität des PCEP-GR zu unterstützen. Allerdings passten einige Items besser mit anderen Faktoren als von Schulz et al. (2013) vorgeschlagen. Insgesamt zeigte das PCEP-GR eine gute Reliabilität mit guten Split-Half-Reliabilitätsindizes. Bei der Betrachtung der internen Konsistenz der Skalen verfehlte die Skala *Einstellung zu Palliative Care* knapp das Kriterium der akzeptablen Reliabilität (akzeptabel = Cronbachs α < .7; Skala Einstellung zu Palliative Care: Cronbachs α = .66). Wir haben die Items und eine Auswertungsanleitung für einen globalen PCEP-Index erstellt, der alle Aspekte der UPCE und die vier Subskalen gleich gewichtet:

1. Vorbereitung auf die Palliativversorgung
2. Einstellungen zu Palliative Care
3. Selbsteinschätzung der Kompetenz in der Kommunikation mit sterbenden PatientInnen und ihren Angehörigen
4. Selbsteinschätzung der Kenntnisse und Fähigkeiten in Palliative Care

Insgesamt konnten wir Belege für die von Schulz et al. (2013) vorgeschlagene Faktorenstruktur finden. Interessanterweise luden einige Items, die ursprünglich der Skala *Einstellung zu Palliative Care* zugeordnet werden sollten, auf den Faktor *„Vorbereitung auf Palliativversorgung"* und *Selbsteinschätzung der Kompetenz in der Kommunikation mit sterbenden Patienten und deren Angehörigen*. Dies impliziert, dass bestimmte Aspekte der Einstellung Elemente des Gefühls sind, auf die Bereitstellung von Palliative Care vorbereitet zu sein.

3.4.3 Vergleich mit dem Originalinstrument

In unserer Studie verwies das Item *Ärzte haben die Pflicht, Patienten mitzuteilen, wenn der Tod unmittelbar bevorsteht,* das ursprünglich zur Skala *Einstellung zu Palliative Care* gehörte, auf den Faktor *Vorbereitung auf die Bereitstellung von Palliative Care.* Vielleicht ist es eine zwingende Voraussetzung, eine bestimmte ärztliche Haltung zu haben (die nicht nur kurative Aspekte der Behandlung, sondern auch das Gespräch mit sterbenden PatientInnen als ärztliche Pflicht einschließt), um sich auf die Palliativversorgung vorbereitet zu fühlen. Das Item *Depression ist normal bei PatientInnen mit terminaler Erkrankung,* das ursprünglich auch zu den Einstellungen zum Tod gehörte, verwies auf die Selbsteinschätzung der Kompetenz im Umgang mit sterbenden PatientInnen und deren

Angehörigen. Entsprechend erscheint es plausibel, dass eine aufgeschlossene Einstellung zu psychischen Symptomen wie Depressionen eine Voraussetzung für eine sinnvolle Gesprächsführung mit PalliativpatientInnen und deren Angehörigen ist.

In unserer Studie wurde die Kurzversion des PCEP (36 Items, (Schulz et al., 2013)) untersucht. Da Schulz et al. (2013) Medizinstudierende befragen wollten, verwendeten sie nicht die Items der Originalversion von Sullivan et al. (2005), die sich auf die Fähigkeit zur Vermittlung von Palliative Care konzentrierte. Da es auch noch keinen Konsens für die Beurteilung der Palliative-Care-Ausbildung bei Postgraduierten und Palliative-Care-Fachkräften gibt, besteht eine weitere Perspektive darin, die verbleibenden Items für die Lehre von Palliative Care zu übersetzen und zu validieren.

3.4.4 Die Schwierigkeit mit der Messung von Einstellung zu Palliative Care

Die Skala *Einstellungen zu Palliative Care* verfehlte das Kriterium der akzeptablen Reliabilität knapp (.66 vs. .70). Dies deckt sich mit früheren Untersuchungen mit dem PCEP, in denen diese Skala aufgrund mangelnder Reliabilität (Cronbachs $\alpha = .28$) aus der Analyse ausgeschlossen werden musste (Schulz et al., 2013). Möglicherweise handelt es sich bei der *Einstellung zu Palliative Care* um ein komplexes Konstrukt, das nur schwer valide und reliabel zu messen ist. Dieses Phänomen ist aus Untersuchungen zu anderen Instrumenten zur Messung der Einstellung zu Palliative Care bei Studierenden der Medizin und anderer Gesundheitsberufe bekannt. Zum Beispiel zeigte das Maß *Einstellungen zur Pflege am Lebensende* eine sehr schlechte Reliabilität bei Medizinstudierenden (Kwekkeboom et al., 2006). Die Assessmentinstrumente Level of Palliative Care Delivery Comfort (Thompson, 2005) und Concerns about Care at the end of life (Kwekkeboom et al., 2006) wurden nicht auf ihre Validität hin untersucht. FATCOD-B zeigte mehrere Items mit schlechter Validität (Leombruni et al., 2015) und eine von Loera et al. (2018) getestete verfeinerte Version identifizierte die Skala *Normative Überzeugungen über Sterbende und Familienangehörige* als ungültig und bei Medizinstudierenden nicht anwendbar. Insgesamt scheint das einzige publizierte Instrument mit psychometrisch fundierten Eigenschaften zur Erfassung von Einstellungen zu Palliative Care die Skala *Einstellung zur Versorgung des Sterbenden* aus FATCOD-B zu sein (Loera et al., 2018). Angesichts dieser Daten muss man sich fragen, ob es möglicherweise ein grundsätzliches Problem in der Konstruktdefinition der *Einstellung zu Palliative Care* gibt, dass die psychometrischen

Probleme bei der Messung dieser erklärt. Validität und damit Konstruktvalidität ist eine zentrale Voraussetzung für Reliabilität. Alle bisher genannten Assessmentinstrumente versuchen, unterschiedliche Aspekte der *Einstellung zu Palliative Care* zu erfassen und es bleibt unklar, welche Art von Einstellungen dazu gehören. Darüber hinaus sollten weitere Studien der Frage nachgehen, ob dieses Konstrukt für Palliative-Care-Fachkräfte und für Studierende das Gleiche ist.

Neben den psychometrischen Aspekten müssen auch einige strukturelle Fragen in Bezug auf die Einstellung zu Palliative Care angesprochen werden. In Rosenbergs dreigliedrigem Modell wird die Einstellung als eine komplexe Reaktion eines Individuums auf einen Stimulus definiert, die eine affektive, verhaltensbezogene und kognitive Komponente hat (Rosenberg & Hovland, 1960). Jede Komponente ist unterschiedlich, befindet sich in einem anderen Subsystem und hat unterschiedliche entwicklungsbedingte Wurzeln. Bei der Messung mit einer elektronischen Fragebogenschnittstelle, wie in unserer Studie, oder mit Papier-Bleistift-Fragebögen, wie in anderen Untersuchungen, werden alle diese Komponenten unter die Kontrolle eines verbalen Wissenssystems gestellt. Folglich können die Teilnehmer nur auf der Basis einer kognitiven Repräsentation antworten, auch wenn eine affektive Komponente angesprochen wird. Aufgrund der Theorie, dass es einen Stimulus oder eine Erfahrung braucht, um eine Einstellung zu entwickeln, muss die zu beurteilende Person eine Erfahrung in der Betreuung von todkranken Patienten und deren Angehörigen gemacht haben, um eine Einstellung zur Palliativversorgung zu entwickeln (Loera et al., 2018). In unserer Studie wurden die Medizinstudierenden nach einer Blended-Learning-Sitzung mit echtem Patientenkontakt und E-Learning bewertet. Es ist möglich, dass dies eine unzureichende Basis einer Erfahrung mit sterbenden PatientInnen ist, um eine Einstellung zu Palliative Care zu entwickeln. Folglich ist es nicht möglich, dieses Konstrukt valide und reliabel in der Stichprobe der Studierenden zu messen. Dieser Umstand ist auch aus Untersuchungen zum Assessmentinstrument FATCOD-B bekannt (Loera et al., 2018).

Darüber hinaus ist es möglich, dass die *Einstellung zu Palliative Care* nicht nur die Einstellung gegenüber PalliativmedizinerInnen und PatientInnen umfasst, sondern auch die *Einstellung zu Tod und Sterben* selbst. Folglich sollten zu ihrer Erfassung Maße zur Einstellung gegenüber Tod und Sterben herangezogen werden, wie z. B. das Death Attitudes Profile (DAP-R/ GR, Jansen et al., 2019; Wong et al., 1994), Multidimensional Fear of Death Scale (Neimeyer & Moore, 1994), Confrontation and Integration of Death Scale (Hurtig & Stewin, 1990; Klug, 1976; Klug & Sinha, 1988), die Collett Lester Fear of Death Scale (Lester, 1990), oder die Thanatophobia Scale (Mason & Ellershaw, 2008, 2010; Merrill et al., 2000).

In einer aktuellen Studie zur deutschen Version des DAP-R fand unsere Arbeitsgruppe (Jansen et al., 2019) Hinweise darauf, dass *Einstellungen zum Tod* möglicherweise kein dichotomes Konstrukt sind. Die Ergebnisse implizierten, dass positive und negative Einstellungen zum Tod nicht unbedingt die direkten Gegensätze zueinander sind. Ähnliche Muster wurden in Arbeiten zu positiven und negativen Emotionen in der Sozialpsychologie (Berger et al., 2019; Kaplan, 1972; Priester & Petty, 1996; Thompson et al., 1995) und in der Forschung zu Männlichkeit und Weiblichkeit gefunden (Constantinople, 1973; Kachel et al., 2016; Marsh, 1985). Es wäre möglich, dass die *Einstellungen zu Palliative Care* vergleichbar sind und dass dementsprechend eine Subskala innerhalb eines Fragebogens nicht ausreicht, um dieses komplexe Konstrukt reliabel in einer Skala zu messen. Es ist jedoch weitere Forschung notwendig, um das Konstrukt der *Einstellung zu Palliative Care* näher zu definieren und die Konstruktvalidität aktueller Assessmentinstrumente zu beurteilen.

3.4.5 Selbstbeurteilung und beobachtete Leistungsindikatoren

Letztendlich kann sich die Bewertung der Effektivität der Palliative-Care-Ausbildung nicht auf ein universelles Bewertungsinstrument stützen (Frey et al., 2013). Die Selbsteinschätzung ist einer der am häufigsten verwendeten Ansätze in der Bewertung der Palliative-Care-Ausbildung, aber sie ist möglicherweise nicht ausreichend, um die Qualität der Interaktion zwischen Studierenden und PatientInnen vorherzusagen (DeCoste-Lopez et al., 2015). Folglich sollte die Selbsteinschätzung durch psychometrisch fundierte externe Informationsquellen ergänzt werden (Boud, 1999; Eva & Regehr, 2005). Ein Ansatz zur Überwindung dieser Lücke ist die Kombination von Selbsteinschätzungsinstrumenten mit der Verwendung von beobachteten Leistungsindikatoren wie OSCEs (Harden, 1988; Harden & Gleeson, 1979, 1999). Diese Kombination wurde bereits von anderen AutorInnen empfohlen (Mason & Ellershaw, 2008; Weissman et al., 1998). OSCEs wurden als Goldstandard für das klinische Assessment bezeichnet (Norman, 2002). Sie wurden bereits für das Assessment von Fertigkeiten, die für die Palliativversorgung relevant sind, eingesetzt: bei Studierenden der Pflegewissenschaft (Chipman et al., 2007; Gessaroli & Poliquin, 1994; Karani et al., 2004; LaDuca, 1980), AssistenzärztInnen (Corcoran et al., 2013) und bei Medizinstudierenden (Ellman et al., 2016; Hall et al., 2011; Parikh et al., 2015; Tchorz et al., 2013). Eine aktuelle Studie zur Implementierung von OSCEs an deutschen Medizinischen Fakultäten (Müller et al., 2018) ergab, dass neben den großen

Fächern Innere Medizin und Chirurgie auch Notfallmedizin, Anästhesiologie und Orthopädie bei der Nutzung dieses Ansatzes dominieren, während kleinere Fächer unterrepräsentiert sind. Dies mag daran liegen, dass kleinere Fächer weniger Platz in den Curricula für die ärztliche Approbationsordnung haben und folglich auch weniger Ressourcen, um spezifische Kompetenzen zu lehren und zu bewerten. Allerdings können multidisziplinäre OSCEs ein Kompromiss für kleinere Disziplinen sein, die aufgrund begrenzter finanzieller und personeller Ressourcen nicht in der Lage sind, disziplinspezifische OSCEs durchzuführen. Zusammenfassend lässt sich sagen, dass ein mehrdimensionaler Ansatz erforderlich ist, der eine Vielzahl von Methoden zur Beurteilung der Effektivität der Palliative-Care-Ausbildung einsetzt. Nichtsdestotrotz bietet der vorliegende Ansatz eine robuste und effiziente Möglichkeit, große Kohorten von Medizinstudierenden unter dem Aspekt der Selbstwirksamkeit in Palliative Care zu beurteilen.

3.4.6 Stärken und Grenzen

In unserer Studie waren aufgrund fehlender Rohdaten keine Subgruppenanalysen unter Berücksichtigung von Alter und Geschlecht möglich. Weitere Forschung sollte sich mit den Fragen der Alters- und Geschlechtsunterschiede der PCEP-Outcomes befassen. Darüber hinaus konnten wir die Test–Retest-Reliabilität des PCEP-GRs und die known-group Validität, die diskriminante Validität sowie die konvergente Validität nicht beurteilen. Folglich besteht eine Implikation für weitere Forschung darin, diese psychometrischen Eigenschaften zu bewerten und das PCEP-GR weiterzuentwickeln. Dieser Ansatz sollte mit beobachteten Leistungsmaßen wie OSCEs ergänzt werden. Nichtsdestotrotz konnten wir die Machbarkeit und Akzeptanz des PCEP-GR bei Medizinstudierenden und einen digitalen Assessment-Ansatz für die Kompetenz in Palliative Care nachweisen. Daten zum ökonomischen Nutzen des Einsatzes von PCEP-GR werden noch benötigt.

3.5   Kann E-Learning zur Vermittlung von Palliative Care eingesetzt werden? – Akzeptanz, Wissen und Selbsteinschätzung der Kompetenz in Palliative Care bei Medizinstudierenden nach E-Learning

Die Ausbildung in Palliative Care wurde als eines der wichtigsten Forschungsziele identifiziert (Elsner et al., 2013; Gamondi et al., 2013; Latta & MacLeod,

2019). Der Großteil des ärztlichen und pflegerischen Personals wird mit unheilbar kranken und sterbenden PatientInnen konfrontiert (Latta & MacLeod, 2019), aber es wird immer noch berichtet, dass sowohl Studierende als auch Fachkräfte sich nicht ausreichend darauf vorbereit fühlen, Palliative Care anzubieten (Bowden et al., 2013; Corner & Wilson-Barnett, 1992; Haut et al., 2012; Schlairet, 2009; Weber et al., 2015). Folglich wurde die Notwendigkeit einer Palliative-Care-Ausbildung, die bereits im Studium beginnt, häufig betont (Latta & MacLeod, 2019; Lynch et al., 2009; Mousing et al., 2018; Sigurdardottir et al., 2010; Vanderlinde & van Braak, 2010). Es wurde gezeigt, dass die Lehrpläne für Palliative Care das Potenzial haben, das Wissen, die Einstellungen und die Fähigkeiten der Studierenden in diesem Bereich zu verbessern. Es gibt anhaltende Debatten darüber, wie Palliative Care gelehrt werden sollte (Dietz et al., 2011; Ilse et al., 2012a). Es besteht jedoch nach wie vor eine große Diskrepanz zwischen den vorhandenen Lehrressourcen, insbesondere in kleineren Disziplinen wie Palliative Care im Verhältnis zur hohen Anzahl von Medizinstudierenden. In Anbetracht dieses Umstandes wurde die Frage aufgeworfen, ob die Digitalisierung und der Einsatz neuer Medien dazu beitragen können, diese Lücke zu schließen, indem Palliative Care mit Hilfe von E-Learning-Ansätzen unterrichtet wird. Tatsächlich hat die EAPC (Gamondi et al., 2013) den Einsatz digitaler Medien zur Erleichterung von Palliative-Care-Lehrstrategien empfohlen und ein aktuelles Positionspapier der Deutschen Gesellschaft für Palliativmedizin hat das Potenzial von E-Learning im Kontext der Palliative-Care-Ausbildung hervorgehoben (Schulz et al., 2016). Daher wurde an der Medizinischen Fakultät der Heinrich-Heine-Universität Düsseldorf ein neues Modell der E-Learning-Lehre implementiert.

3.5.1 Ziele und Ergebnisse

Ziel unserer Studie war es, die Akzeptanz eines E-Learning-Ansatzes in Palliative Care bei Medizinstudierenden zu untersuchen und ihr Wissen und ihre Selbsteinschätzung der Kompetenz in Palliative Care nach dem E-Learning-Kurs zu beurteilen. Drei Kohorten von Medizinstudierenden wurden über drei Semester untersucht. Unsere Hauptergebnisse waren, dass der E-Learning-Ansatz von den Medizinstudierenden gut angenommen wurde, aber das Wissen nur auf einem Trendniveau zunahm. Das E-Learning hatte keinen Einfluss auf die Selbsteinschätzung der Studierenden bezüglich ihrer Kompetenz in Palliative Care.

3.5.2 Auswirkungen von E-Learning im Vergleich zu anderen Lehransätzen

Unsere Ergebnisse deuten darauf hin, dass E-Learning möglicherweise nicht der geeignete Ansatz ist, um die selbst wahrgenommene Kompetenz, also das Gefühl, auf Palliative Care vorbereitet zu sein, zu steigern. Ähnlich wie bei dem zuvor diskutierten Aspekt der *Einstellung zu Palliative Care* ist es notwendig, Erfahrungen mit unheilbar kranken und sterbenden PatientInnen zu sammeln, um ein Gefühl der Selbstwirksamkeit zu entwickeln und sich vorbereitet zu fühlen. Dementsprechend berichteten die Studierenden, dass sie den E-Learning-Kurs akzeptieren und schätzen, er aber die direkte Begegnung mit sterbenden PatientInnen und die praktische Anleitung durch Palliative-Care-Fachkräfte nicht ersetzen kann. Sie äußerten den Wunsch nach mehr echtem Patientenkontakt, was in Übereinstimmung mit früheren Untersuchungen von Gibbins et al. (2011) steht. Es scheint nachvollziehbar, dass ein singulärer E-Learning-Kurs, selbst wenn er mit einem realen Patientenkontakt einhergeht, nicht ausreicht, um ein signifikantes Maß an Erfahrung mit unheilbar kranken und sterbenden PatientInnen und ihren Angehörigen zu entwickeln. In Anbetracht der besonderen emotionalen Herausforderung im Umgang mit Sterbenden und der Notwendigkeit, Bewältigungskompetenzen zu entwickeln, um mit den eigenen affektiven Reaktionen bei der Konfrontation mit Tod und Sterben umzugehen, scheint es plausibel, dass viel mehr Zeit erforderlich ist, um solche Fähigkeiten und Kompetenzen zu entwickeln. In Deutschland ist Palliative Care erst seit 2013 verpflichtender Bestandteil der ärztlichen Approbationsordnung, aber es gibt immer noch eine Heterogenität der Curricula und kein verpflichtendes Praktikum in einem Hospiz oder einer spezialisierten Palliative Care-Station. Latta und MacLeod (2019) betonten die entscheidende Bedeutung von Vorbildern für die Entwicklung solcher Kompetenzen. Allerdings haben Medizinstudierende nur selten die Möglichkeit, Palliative-Care-Rollenmodelle in Praktika anderer Disziplinen kennenzulernen, wo immer noch ein überwiegend kurativer Fokus besteht und palliative PatientInnen als „unheilbar" gelten. Andererseits ist es auch möglich, dass das Sammeln praktischer Erfahrungen in Palliative Care das selbst wahrgenommene Wissen und die Kompetenz der Studierenden für diese Versorgung verringert, weil die Komplexität der Aufgabe wahrgenommen wird. Es könnte sein, dass die Diskrepanz zwischen ihren tatsächlichen Fähigkeiten und dem, was sie können sollten, bewusst wird. Dieser Effekt ist aus früheren Untersuchungen zum Thema Selbstwirksamkeitserwartung von Medizinstudierenden in Palliative Care bekannt (Latta & MacLeod, 2019).

E-Learning erhöht zwar nicht die Selbstwirksamkeitserwartung in Bezug auf Palliative-Care-Fähigkeiten bei Studierenden, hat aber das Potenzial, das Wissen der Medizinstudierenden in Palliative Care zu verbessern. Andere Studien, die die Auswirkungen einer erfahrungsbasierten Palliative-Care-Ausbildung evaluierten, konnten eine signifikante Verbesserung der Selbstwirksamkeitserwartung der Studierenden feststellen (Karger et al., 2015; Schulz et al., 2013). Dies mag daran liegen, dass diese Studien ein ganzes Palliative-Care-Curriculum evaluierten, in dem die Studierenden die Möglichkeit zum erfahrungsbasierten Lernen und zur Begegnung mit unheilbar kranken und sterbenden PatientInnen hatten. Dennoch blieb fast ein Drittel der Studierenden neutral bis unsicher in Bezug auf ihre Selbstwirksamkeitserwartung (Kwekkeboom et al., 2006). Eine sehr aktuelle Übersichtsarbeit und Metaanalyse zur Wirkung von Palliative-Care-Ausbildungscurricula auf Studierende des Gesundheitswesens zeigte eine signifikante Verbesserung für Wissen und Einstellungen, aber nicht für Fertigkeiten in Palliative Care (Donne et al., 2019). Wenn Studien mit einem hohen Risiko der Verzerrung ausgeschlossen wurden, verschwand der Effekt für die Verbesserung der Einstellung. Die AutorInnen schlussfolgern, dass mehr Forschung zur Verbesserung der Fertigkeiten in der Palliativversorgung notwendig ist. Zusammenfassend lässt sich sagen, dass E-Learning kein Ersatz für Präsenzschulungen sein kann, aber eine sinnvolle Ergänzung. Dies deckt sich mit den Empfehlungen der DGP zum Einsatz von E-Learning in der Palliativversorgung (Schulz et al., 2016).

3.5.3 Blended-Learning-Ansatz

Ein Kompromiss, um die Vorteile des E-Learnings und der neuen Medien mit den Vorteilen des erfahrungsbasierten Lernens zu verbinden, könnte der Blended-Learning-Ansatz sein. Er bietet die Möglichkeit, PatientInnen zu begegnen und Fertigkeiten zu üben und dadurch die Kluft zwischen kognitivem und erfahrungsbasiertem Lernen zu überwinden. In der vorliegenden Studie haben wir nur die Auswirkungen von E-Learning auf die Palliative Care Kompetenz untersucht. Zu diesem Zeitpunkt wurde der E-Learning-Ansatz neu in das Palliative-Care-Curriculum an der Heinrich-Heine-Universität Düsseldorf integriert. Teil einer weiteren Curriculumsentwicklung (Schulz et al., 2015) war die Implementierung von Blended-Learning. Eine Evaluationsstudie dieses Blended-Learning-Ansatzes mit dem in der vorliegenden Studie vorgestellten E-Learning-Kurs ergab eine signifikante Verbesserung der Selbstwirksamkeitserwartung in Bezug auf Palliative Care (Karger et al., 2016). Weitere Forschung muss berücksichtigen, welche

Aspekte der Palliative-Care-Kompetenz mit welchem Lehransatz vermittelt werden sollten. Aktuelle Reviews und Metaanalysen zu diesem Thema konnten bisher keinen allgemeinen Konsens darüber feststellen, welche Lehrmethode zu bevorzugen ist (Adriaansen & van Achterberg, 2008; Bickel-Swenson, 2007; Lloyd-Williams & Macleod, 2004).

3.5.4 E-Learning: Durchführbarkeit, Akzeptanz und technische Überlegungen

In unserer Studie konnten wir die Machbarkeit der Implementierung eines E-Learning-Ansatzes in der Palliativmedizin an einer Universitätsklinik nachweisen. Erfolgreiche E-Learning-Ansätze benötigen eine zuverlässige technische Unterstützung und eine geeignete strukturelle Umgebung. Es ist wichtig, dass die E-Learning-Einheiten mit unterschiedlichen Geräten (Laptop, Tablet und/oder Smartphone), Browsern und Systemsoftware (Windows, Apple, Linux) zugänglich sind. Neue Technologien schaffen neue Möglichkeiten in Bezug auf Flexibilität und Mobilität des Lernens, erfordern aber auch mehr technische Voraussetzungen und Ressourcen und bergen die Gefahr eines unzureichenden Supports, was zu Frustration und Dropout der NutzerInnen führen kann.

3.5.5 Stärken und Grenzen

In der aktuellen Studie konnten wir die Machbarkeit und Akzeptanz eines E-Learning-Ansatzes im Bereich Palliative Care aufzeigen, der auch bei begrenzten Lehrressourcen umgesetzt werden kann. Methodische Einschränkungen unserer Studie waren, dass es keine Baseline-Messung des Wissens und der wahrgenommenen Selbstwirksamkeit der Studierenden gab und daher kein Prä-Post-E-Learning-Vergleich möglich war. Aufgrund fehlender Stichprobenmerkmale waren wir nicht in der Lage, Subgruppenanalysen zu Alter und Geschlecht durchzuführen. Als Folge der inhomogenen Untergruppen von E-Learnern und Nicht-E-Learnern müssen die Ergebnisse mit Vorsicht interpretiert werden.

3.5.6 Evaluation des Palliative Symptom Burden Score (PSBS) auf einer spezialisierten Palliativstation eines Universitätsklinikums – eine Längsschnittstudie

Outcome-Assessment ist entscheidend für die Verbesserung der Qualität, Effektivität, Wirksamkeit und Verfügbarkeit von Palliative Care (Bausewein et al., 2016). Es hat das Potenzial, Evidenz für verbesserte Patienten-Outcomes durch Palliativbehandlung zu liefern (Currow et al., 2015). Einer der Hauptschwerpunkte von Palliative Care ist das Symptommanagement (Siddall & MacLeod, 2019) und der erste Schritt zu einem sorgfältigen Symptommanagement ist ein sorgfältiges Symptomassessment. Der Bedarf an Schulungen und Anleitungen zu Outcome-Assessments für Palliative-Care-Fachkräfte wurde häufig hervorgehoben, aber es gibt immer noch keinen allgemeinen Konsens darüber, welche Instrumente für die Ergebnisbewertung zu verwenden sind (Bausewein et al., 2011b; Daveson et al., 2012; Harding et al., 2011; Kirkova et al., 2010). Der Bedarf an psychometrisch fundierten, reliablen, validen und patientenzentrierten Bewertungsinstrumenten wurde häufig betont (Bausewein et al., 2009, 2016; Evans et al., 2013; Kaasa & Radbruch, 2008; Kirkova et al., 2010), aber es sind immer noch nicht-validierte, unveröffentlichte, selbstverwaltete und nicht von ExpertInnen entwickelte Instrumente im Einsatz.

3.5.7 Ziele und Ergebnisse

Im Jahr 2011 wurde das PSBS, ein von ExpertInnen entwickeltes digitales, proxy-basiertes Bewertungsinstrument für die Symptombelastung bei PalliativpatientInnen, am Universitätsklinikum Düsseldorf eingeführt. Es wurde dreimal täglich von Pflegekräften bewertet, um eine häufige Dokumentation der Schwankungen in der Symptomschwere der PatientInnen zu ermöglichen. Ziel der vorliegenden Studie war es, die Machbarkeit eines hochfrequenten Symptomassessments zu demonstrieren und seine psychometrischen Eigenschaften zu untersuchen, da es bisher keine Validierungsstudie zu diesem Instrument gab. Da derzeit ein Mangel an validierten Outcome-Maßen in der klinischen Palliativversorgung besteht, ist unser Ansatz auch ein Rahmen für die Post-hoc-Bewertung bestehender Instrumente für das Symptomassessment und -dokumentation. Das PSBS wurde von den Pflegekräften gut akzeptiert, was sich in niedrigen Raten von fehlenden Werten oder der systematischen Übernahme früherer Bewertungen zeigte. Während es eine gute strukturelle (faktorielle) Validität in der PCA, eine gute konvergente Konstruktvalidität mit HOPE (Stiel et al., 2012) und eine gute diskriminative Validität aufwies, waren einige Reliabilitätsindizes unzureichend: Die psychosomatische und gastrointestinale Subskala verfehlten das Kriterium der akzeptablen internen Konsistenz leicht, während die respiratorische Subskala und der Summenscore deutlich darunter lagen. Die Test–Retest-Reliabilität innerhalb eines Tages war gut, aber einige Subskalen zeigten eine schlechte Test–Retest-Reliabilität über ein einwöchiges Intervall, was möglicherweise auf Schwankungen der Symptombelastung über diese längere Latenzen zurückzuführen ist.

3.5.8 Akzeptanz und Realisierbarkeit

Ein wesentliches Ziel unserer Studie war es, die Durchführbarkeit des PSBS im klinischen Alltag und seine Akzeptanz durch das Pflegepersonal zu demonstrieren. Das Rating wurde dreimal pro Tag über einen Zeitraum von 5 Jahren durchgeführt. Unsere Daten zeigten eine geringe Anzahl an fehlenden Werten und keine Hinweise auf eine Übernahme vorheriger Ratings durch das Pflegepersonal. Während dies ein Indikator für die Akzeptanz und Durchführbarkeit der hochfrequenten Dokumentation der Symptombelastung ist, werden zusätzliche Informationen benötigt, um diese Schlussfolgerung zu bestätigen und ein detailliertes Verständnis zu erhalten, wie z. B. qualitative Interviews mit den Pflegenden, die das tägliche Rating durchführen.

3.5.9 Psychometrie

Die psychometrischen Indizes des PSBS zeigten einige wesentliche Einschränkungen. Die interne Konsistenz für die Subskalen psychosomatische Symptombelastung, gastrointestinale Symptombelastung, respiratorische Symptombelastung sowie der PSBS-Summenscore waren nicht ausreichend. Diese Ergebnisse implizieren, dass die erfassten Symptome kein Gesamtkonstrukt der Symptombelastung widerspiegeln. Es ist also möglich, dass die Symptombelastung gar kein eindimensionales Konstrukt ist. Dies impliziert, dass eine psychometrische Bewertung, die auf der klassischen Testtheorie basiert, für solche Instrumente nicht geeignet ist, da ihre zentrale Annahme die Eindimensionalität ist. Da es sich bei PSBS um ein multidimensionales Maß handelt, war die Schätzung der Reliabilität mittels Cronbachs α möglicherweise nicht sinnvoll (Cronbach et al., 1963; Schmitt, 1996) und ist für die Symptombelastung als komplexes klinisches Phänomen weniger relevant (Streiner, 2003; Terwee et al., 2007).

Darüber hinaus muss darauf hingewiesen werden, dass Symptome, wie sie im PSBS gemessen werden, zwar wesentliche Informationen für die klinische Entscheidungsfindung widerspiegeln, aber möglicherweise keine Indikatorvariablen sind, die ein zugrunde liegendes latentes Konstrukt widerspiegeln. Vielmehr können die erfassten Symptome kausale Variablen sein und sich daher nicht für traditionelle psychometrische faktorenanalytische Ansätze wie die Hauptkomponentenanalyse eignen (Fayers & Hand, 1997). Dieses Phänomen ist von anderen Instrumenten für das Symptomassessment bekannt, wie z. B. der Palliative Outcome Scale (Siegert et al., 2010). Fayers und Hand (2002) schlagen vor, zwischen Psychometrie und Klinimetrik (engl. Clinimetrics) zu unterscheiden. Sie postulieren, dass klinische Messinstrumente andere zugrunde liegende Prinzipien haben als psychometrische Tests, was psychometrische Ansätze für deren Entwicklung und Evaluation weniger geeignet macht.

3.5.10 Vergleich mit anderen Symptombelastungsmaßen

Bis heute gibt es keinen Konsens darüber, welche Symptome bei PalliativpatientInnen bewertet werden sollten. Die im PSBS erfassten Symptome wurden von klinischen ExpertInnen in einem heuristischen Prozess als die wichtigsten Symptome definiert. Diese Symptome sind jedoch nicht vollständig deckungsgleich mit den häufigsten Symptomen in der Palliative Care gemäß der epidemiologischen Forschung zu diesem Thema. Während der PSBS die hochprävalenten Symptome Schmerz (Homsi et al., 2006; Kobewka et al., 2017; Strömgren et al., 2002), Dyspnoe (Homsi et al., 2006; Kobewka et al., 2017), und Übelkeit (Kobewka et al., 2017; Strömgren et al., 2002) abdeckt, vernachlässigt er andere hochprävalente Symptome wie Müdigkeit (Homsi et al., 2006; Strömgren et al., 2002), Mundtrockenheit (Homsi et al., 2006), Kachexie (Homsi et al., 2006; Tai et al., 2016), und Depression (Strömgren et al., 2002). Obstipation war in der Originalversion von PSBS enthalten, musste aber aus Gründen der Skalenvergleichbarkeit ausgeschlossen werden, was in der Retrospektive ungünstig erscheint, da dies ebenfalls zu den häufigsten Symptomen gehört (Homsi et al., 2006; Tai et al., 2016). Die Komplexität der Auswahl der adäquaten Symptome für Symptom-Assessment-Tools ist aus Untersuchungen zu anderen Instrumenten wie ESAS und POS bekannt. So schlagen Richardson und Jones (2009) in ihrer Übersichtsarbeit zum Einsatz des ESAS vor, die Items Mundtrockenheit und Verstopfung in die Symptomliste aufzunehmen und neurologische Symptome wie Kognition hinzuzufügen. PSBS schließt kognitive Aspekte mit dem Item *Vigilanz* ein.

Ein weiterer Diskussionspunkt in diesem Zusammenhang ist die Gewichtung von psychischen und körperlichen Symptomen bei dem Assessment der Symptombelastung. Es wurde diskutiert, dass körperliche Symptome in ihrer Gewichtung bei der Symptombelastung psychologische Symptome überwiegen, da mehr körperliche Symptome im Vergleich zu psychologischen gemessen werden (Richardson & Jones, 2009). Dies ist auch beim PSBS der Fall, obwohl wir vorgeschlagen haben, diese Symptome im PSBS-Indexwert gleich zu gewichten. Darüber hinaus wurde die Frage aufgeworfen, ob es überhaupt sinnvoll ist, psychische Symptome und körperliche Symptome innerhalb eines Assessmentinstruments zu messen. Es könnte ratsam sein, Symptome wie Angst, Depression oder Wohlbefinden separat in psychometrischen Tests zu erfassen, die für diese latenten Konstrukte validiert wurden (Richardson & Jones, 2009) und sich bei der Entwicklung und Verfeinerung von Instrumenten zur Erfassung der Symptombelastung auf körperliche Symptome zu konzentrieren. Dies stünde im Einklang mit den bereits erwähnten Empfehlungen zur Kombination von psychometrischen und klinimetrischen Ansätzen. Eine große Herausforderung besteht jedoch darin, einen guten Kompromiss zwischen Ökonomie, Validität und Reliabilität der Messung zu finden. Kirkova et al. (2010) weisen darauf hin, dass die Machbarkeit bei der Auswahl von Instrumenten für das Symptomassessment priorisiert werden sollte, auch wenn das bedeutet, dass einige psychometrische Eigenschaften aus Gründen der Einfachheit geopfert werden.

3.5.11 Lessons learned

In der vorliegenden Studie haben wir einen Ansatz für die Post-hoc-Validierung von bereits existierenden, hochfrequenten proxy-basierten Assessments der Symptombelastung bei PalliativpatientInnen demonstriert. Dieser Ansatz kann für die Validierung anderer in Gebrauch befindlicher, nicht validierter Instrumente zur Symptomeinschätzung übernommen und angepasst werden. Wir möchten andere Forschende ermutigen, ihre Instrumente kritisch zu bewerten, um die Qualität des Symptomassessments zu verbessern und einen Beitrag zur Weiterentwicklung von validen und reliablen Outcome-Assessments in der Palliativversorgung zu leisten. Wir empfehlen, das Pflegepersonal und alle interdisziplinären Fachkräfte, die an der Symptomdokumentation beteiligt sind, frühzeitig in den Implementierungsprozess einzubinden. Dazu gehört die Schulung im Umgang mit der Dokumentationsoberfläche, die Möglichkeit, Feedback zu geben und das Instrument entsprechend anzupassen.

3.5.12 Stärken und Grenzen

Insgesamt zeigt PSBS einige signifikante Einschränkungen, weshalb wir nicht empfehlen können, es in seiner aktuellen Form als Gesamtinstrument zu verwenden. Für die weitere Verwendung raten wir, Daten auf Einzelitemebene zu verwenden, aber wir würden nicht empfehlen, Skalen damit zu berechnen. In der vorliegenden Studie wurde ein proxy-basiertes Maß für die Symptombelastung bei PalliativpatientInnen untersucht. Obwohl dieser Ansatz erhebliche Vorteile hat, insbesondere bei PatientInnen in der Terminalphase, die aufgrund von Müdigkeit, verminderter Vigilanz oder Delir nicht in der Lage sein können, Fragebögen auszufüllen (Bausewein et al., 2016), muss darauf hingewiesen werden, dass es einige bemerkenswerte Nachteile im Vergleich zu Selbsteinschätzungen gibt: Frühere Studien haben gezeigt, dass KlinikerInnen dazu neigen, den Schweregrad der Symptome zu unterschätzen (Laugsand et al., 2010). Es muss jedoch erwähnt werden, dass Selbsteinschätzungen auch das Risiko von Antwortverzerrungen bergen. In einer Studie zur Evaluierung der Machbarkeit und der psychometrischen Eigenschaften der deutschen Version der Palliative Care Outcome Scale (Bausewein et al., 2005) wird berichtet, dass KlinikerInnen bezweifeln, ob die Bewertungen der PatientInnen ihre tatsächliche Situation widerspiegeln und diskutieren einen *responder bias*. Es ist möglich, dass PatientInnen ihren Pflegekräften gefallen wollen und ihre Symptome positiver bewerten, als sie es bei unabhängigen Ratern tun würden. Daher sollten in weiteren Untersuchungen möglichst unabhängige Rater eingesetzt werden.

In unserer Studie waren wir nicht in der Lage, die stellvertretenden Bewertungen des Pflegepersonals mit den Selbsteinschätzungen der PatientInnen zu vergleichen, was eine wichtige Implikation für die Forschung zu PSBS und anderen proxy-basierten Assessmentinstrumenten ist. Auch wenn dies in der Terminalphase nicht möglich ist, wäre es hilfreich, Selbsteinschätzungsdaten zu erheben, wenn dies ethisch vertretbar ist, ohne die PatientInnen einer zusätzlichen Belastung auszusetzen. Die Berechnung der Inter-Rater-Übereinstimmung der Bewertung der Symptomschwere durch KlinikerInnen und PatientInnen kann zur weiteren Untersuchung dieser Frage beitragen.

In dieser Studie wurden die psychometrischen Eigenschaften eines bereits existierenden Symptombelastungsmaßes untersucht. Da das PSBS von KlinikerInnen entsprechend ihrer Erfahrung und Expertise konstruiert wurde, wurden einige testtheoretische Aspekte nicht berücksichtigt. Daher war es notwendig, einige Skalen des Bewertungsinstruments anzupassen. Der Schmerz wurde von einer ursprünglichen 10-Punkte-Likert-Skala auf eine 5-Punkte-Likert-Skala angepasst, um ihn mit anderen Items vergleichbar zu machen. Obwohl es klinisch sinnvoll ist, das klassische 10-stufige Schmerzmaß mit seinen Implikationen für die klinische Einschätzung und die Schmerzmedikation gemäß der WHO-Empfehlung für den Einsatz von Analgetika (Ferreira et al., 2006) zu verwenden, hätte es im PSBS den Einfluss von Schmerz auf den PSBS-Summenscore überbetont. Um alle Symptome innerhalb des PSBS gleich zu gewichten, musste die Skala entsprechend angepasst werden. Dies führt jedoch zu der Frage, ob alle in PSBS gemessenen Symptome gleichwertig sind und auf dem gleichen Skalenniveau gemessen werden können. In ähnlicher Weise haben wir Obstipation aus dem Item-Set entfernt, weil sie ursprünglich auf einer dichotomen Ja-oder-Nein-Skala gemessen wurde und das Symptom im Summenscore unterbewertet worden wäre. Eine weiterentwickelte Version des PSBS sollte dieses wichtige Symptom, wie auch die zuvor besprochenen Symptome, enthalten.

3.6 Assessments in Klinik und Lehre der Palliative Care – Zusammenfassung und Ausblick

Mit den vorliegenden Studien konnten wir einen Beitrag zur Weiterentwicklung des Assessments im Bereich Palliative Care leisten. Mit der deutschen Version des PCEP haben wir einen praktikablen Ansatz zur Messung der Selbstwirksamkeitserwartung in Bezug auf Palliative Care bei Medizinstudierenden vorgeschlagen und dessen Verwendung für die Evaluation eines Palliative-Care-E-Learning-Kurses demonstriert. Wir konnten zeigen, dass Palliative Care E-Learning von Medizinstudierenden gut akzeptiert wird, aber möglicherweise nicht geeignet ist, die Selbstwirksamkeitserwartung in Bezug auf Palliativbehandlung zu erhöhen. Wir haben ein hochfrequentes, proxy-basiertes Symptombelastungs-Assessment-Tool vorgeschlagen, das durchführbar ist und von Pflegekräften akzeptiert wird, aber besser auf Einzel-Item-Ebene als auf Skalenebene eingesetzt werden sollte. Diese Ergebnisse haben einige wichtige Implikationen für die Verbesserung des Assessments in Klinik und Lehre im Bereich der Palliativversorgung.

Wir sind uns der Tatsache bewusst, dass Post-hoc-Validierungsansätze nicht der Goldstandard sind, aber dennoch war es wichtig, diese Untersuchungen durchzuführen, um die in unseren Abteilungen verwendeten Methoden kritisch zu überprüfen und Erkenntnisse über Verbesserungsmöglichkeiten zu gewinnen. Es ist wichtig, dass Studien, die nicht die erwarteten Ergebnisse liefern, veröffentlicht und anderen Forschenden zugänglich gemacht werden, um die Assessment-Ansätze in der Palliativversorgung weiter zu verbessern.

Wir haben gesehen, dass Lehrassessments wie das PCEP machbar und ökonomisch in Bezug auf finanzielle und personelle Ressourcen sind, aber nur auf bestimmte Bereiche der Palliative-Care-Kompetenz beschränkt sind, insbesondere auf theoretisches Wissen. Wir haben Hinweise darauf gefunden, dass Fähigkeiten und Einstellungen in Bezug auf Palliative Care nicht nur mit erfahrungsbasierten Ansätzen gelehrt werden müssen, sondern auch in einer simulationsbasierten Umgebung, in der ihre praktischen Aspekte demonstriert werden können, evaluiert werden müssen. Die Digitalisierung von Bildungsangeboten bietet große Chancen, kann aber die persönliche Begegnung mit unheilbar kranken PatientInnen und ihren Familien und die Möglichkeit, persönliche Erfahrungen und Einstellungen zu sammeln, nicht ersetzen. Einige zentrale Annahmen aus der Entwicklungsphase wurden bestätigt, andere mussten verworfen werden, was einen Bedarf an weiterer Forschung zu diesen identifizierten Lücken aufzeigt. Diese Studien bestätigen auch die Notwendigkeit einer verstärkten Integration wissenschaftlicher Evaluationsmethodik in der Gesundheitsversorgung innerhalb der Palliative Care.

Insgesamt nimmt die Forschung auf dem Gebiet der Palliative Care zu und die Qualität der Forschungsmethoden verbessert sich. Es gibt besondere Herausforderungen in dieser bemerkenswerten Disziplin, die die Forschung in diesem Bereich besonders herausfordernd macht. Dies liegt in der Natur des existenziellen und vulnerablen Settings von Palliative Care mit multimorbiden, unheilbar kranken PatientInnen am Ende ihres Lebens. Trotz des Nachweises, dass die Aus- und Weiterbildung in Palliative Care zugenommen hat, wird das kurative Modell immer noch als das relevanteste in der Medizin angesehen, während Palliative Care als ein „weiches Fach" gilt (Latta & MacLeod, 2019).

In Hinblick auf die internationale demografische Entwicklung (Mathers & Loncar, 2006) wird die Bedeutung von Palliative Care zunehmen (Morris, 2012). Die Prävalenz, Inzidenz und Mortalität von chronischen Erkrankungen steigt weltweit (WHO, 2016). Eine aktuelle Studie aus England und Wales schätzt, dass in 25 Jahren 25 % – 47 % mehr Menschen Palliative Care benötigen werden (Etkind et al., 2017). Das Gesundheitswesen wird sich anpassen müssen, um angemessene Leistungen für diese sich verändernden Bevölkerungsgruppen bereitzustellen, was mehr Ressourcen für die Palliativ- und End-of-Life-Care erfordern wird. Folglich müssen die Gesundheitssysteme beginnen, sich auf die Integration und Förderung der Palliativversorgung in allen Gesundheits- und Sozialfürsorgedisziplinen vorzubereiten (Etkind et al., 2017). Schon jetzt gibt es nicht genügend Gesundheitsfachkräfte, um den aktuellen Bedarf an Palliativversorgung zu decken (Siddall & MacLeod, 2019). Es bleibt unklar, wie die Fachkräfte im Gesundheitswesen die steigende Zahl von PatientInnen, die Palliative Care benötigen, versorgen werden. Aber es ist eine Tatsache, dass, wenn alle von SpezialistInnen behandelt werden sollen, eine massive Steigerung der Ausbildung von spezialisierten Palliative Care erforderlich ist. Eine breitere Integration von Palliative-Care-Ansätzen in anderen medizinischen und pflegerischen Disziplinen wie der Allgemeinmedizin und der Inneren Medizin, insbesondere der Geriatrie, der Onkologie, sowie der Neurologie und Intensivmedizin würde dazu beitragen, diesen Bedarf zu decken. Dazu gehört auch die Weiterentwicklung der frühzeitigen Integration eines Palliative-Care-Ansatzes bei chronischen lebensbegrenzenden Erkrankungen wie terminaler Niereninsuffizienz, Herzinsuffizienz und chronisch obstruktiver Lungenerkrankung (Bostwick et al., 2017).

Eine zukünftige Herausforderung wird sein, den interdisziplinären und ganzheitlichen Ansatz von Palliative Care in einem ökonomisierten und profitorientierten Gesundheitssystem, das primär auf kurative Behandlungsansätze setzt, aufrechtzuerhalten. Es werden solide Daten und Evidenz benötigt, um den Nutzen von Palliative Care zu belegen. Palliative-Care-Ansätze und die damit verbundenen Ideale bringen eine besondere Haltung in das Gesundheitssystem ein, an der es in anderen Disziplinen häufig fehlt: eine interdisziplinäre, ganzheitliche Betrachtung der PatientInnen, einschließlich der psychologischen, sozialen und spirituellen Bedürfnisse, sowie die Einbeziehung der Familie und der Bezugspersonen. Von der Integration und Weiterentwicklung des Ansatzes von Palliative Care können daher sowohl PatientInnen, deren Angehörige und Freunde als auch das medizinische Fachpersonal aller Disziplinen profitieren (Olthuis & Dekkers, 2003).

Forschung kann dabei helfen.

Es lohnt sich, dran zu bleiben.

Literatur

Ästradsson, E., Granath, L., Heedman, P.-A., & Starkhammar, H. (2001). Cancer patients hospitalised for palliative reasons. Symptoms and needs presented at a university hospital. *Supportive care in cancer, 9*(2), 97–102.

Adriaansen, M., & van Achterberg, T. (2008). The content and effects of palliative care courses for nurses: A literature review. *International Journal of Nursing Studies, 45*(3), 471–485.

Ajzen, I. (2005). *Attitudes, personality, and behavior.* McGraw-Hill Education (UK).

Ajzen, I. (2011). The theory of planned behaviour: Reactions and reflections. *Psychology & Health, 26*(9), 1113–1127.

Aoun, S. M., & Nekolaichuk, C. (2014). Improving the evidence base in palliative care to inform practice and policy: Thinking outside the box. *Journal of pain and symptom management, 48*(6), 1222–1235.

Arber, A. (2001). Student nurses' knowledge of palliative care: Evaluating an education module. *International Journal of Palliative Nursing, 7*(12), 597–603.

Arndt, J., Vess, M., Cox, C. R., Goldenberg, J. L., & Lagle, S. (2009). The psychosocial effect of thoughts of personal mortality on cardiac risk assessment. *Medical Decision Making, 29*(2), 175–181.

Aulbert, E. (1997). *Lehrbuch der Palliativmedizin.* Schattauer Verlag.

Bandura, A. (1977). Self-efficacy: Toward a unifying theory of behavioral change. *Psychological review, 84*(2), 191.

Bandura, A. (1993). Perceived self-efficacy in cognitive development and functioning. *Educational psychologist, 28*(2), 117–148.

Barrere, C. C., Durkin, A., & LaCoursiere, S. (2008). The influence of end-of-life education on attitudes of nursing students. *International Journal of Nursing Education Scholarship, 5*(1), 1–18.

Bausewein, C., Fegg, M., Radbruch, L., Nauck, F., von Mackensen, S., Borasio, G. D., & Higginson, I. J. (2005). Validation and Clinical Application of the German Version of the Palliative Care Outcome Scale. *Journal of Pain and Symptom Management, 30*(1), 51–62.

Bausewein, C., Daveson, B. A., Benalia, H., Simon, S. T., & Higginson, I. J. (2009). Outcome Measurement in Palliative Care—The Essentials, *PRISMA*. Retrieved from https://

www.kcl.ac.uk/cicelysaunders/attachments/keyreport-Guidance-on-Outcome-Measur
ement-in-Palliative-Care.pdf.

Bausewein, C., Le Grice, C., Simon, S. T., & Higginson, I. J. (2011a). The use of two common palliative outcome measures in clinical care and research: A systematic review of POS and STAS. *Palliative medicine*. doi: https://doi.org/10.1177/0269216310395984.

Bausewein, C., Simon, S. T., Benalia, H., Downing, J., Mwangi-Powell, F. N., Daveson, B. A., Harding, R., et al. (2011b). Implementing patient reported outcome measures (PROMs) in palliative care-users' cry for help. *Health and quality of life outcomes, 9*(1), 27.

Bausewein, C., Daveson, B. A., Currow, D. C., Downing, J., Deliens, L., Radbruch, L., Defilippi, K., et al. (2016). EAPC White Paper on outcome measurement in palliative care: Improving practice, attaining outcomes and delivering quality services – Recommendations from the European Association for Palliative Care (EAPC) Task Force on Outcome Measurement. *Palliative Medicine, 30*(1), 6–22.

Beng, K. S. (2004). The last hours and days of life: A biopsychosocial-spiritual model of care. *Asia Pacific Family Medicine, 4*, 1–3.

Berger, K. T., Hütter, M., & Corneille, O. (2019). Investigating attitudinal ambivalence via sequential priming: Evidence for the simultaneous and unintentional activation of opposite evaluations. *Journal of Experimental Psychology: General, 148*(7), 1269.

Bickel-Swenson, D. (2007). End-of-life training in US medical schools: A systematic literature review. *Journal of palliative medicine, 10*(1), 229–235.

Billings, J. A., & Block, S. (1997). Palliative care in undergraduate medical education: Status report and future directions. *JAMA, 278*(9), 733–738.

Bostwick, D., Wolf, S., Samsa, G., Bull, J., Taylor, D. H., Jr., Johnson, K. S., & Kamal, A. H. (2017). Comparing the palliative care needs of those with cancer to those with common non-cancer serious illness. *Journal of pain and symptom management, 53*(6), 1079–1084.

Boud, D. (1999). Avoiding the traps: Seeking good practice in the use of self assessment and reflection in professional courses. *Social Work Education, 18*(2), 121–132.

Bowden, J., Dempsey, K., Boyd, K., Fallon, M., & Murray, S. A. (2013). Are newly qualified doctors prepared to provide supportive and end-of-life care? A survey of Foundation Year 1 doctors and consultants. *The journal of the Royal College of Physicians of Edinburgh, 43*(1), 24–28.

Bradley, N., Davis, L., & Chow, E. (2005). Symptom distress in patients attending an outpatient palliative radiotherapy clinic. *Journal of pain and symptom management, 30*(2), 123–131.

Breckler, S. J. (1984). Empirical validation of affect, behavior, and cognition as distinct components of attitude. *Journal of Personality and Social Psychology, 47*(6), 1191–1205.

Bruera, E., Kuehn, N., Miller, M. J., Selmser, P., & Macmillan, K. (1991). The Edmonton Symptom Assessment System (ESAS): A simple method for the assessment of palliative care patients. *Journal of palliative care*. Retrieved March 5, 2016, from http://psycnet.apa.org/psycinfo/1991-34179-001.

Burke, B. L., Martens, A., & Faucher, E. H. (2010). Two decades of terror management theory: A meta-analysis of mortality salience research. *Personality and Social Psychology Review, 14*(2), 155–195.

Chang, V. T., Hwang, S. S., & Feuerman, M. (2000a). Validation of the Edmonton Symptom Assessment Scale. *Cancer, 88*(9), 2164–2171.

Chang, V. T., Hwang, S. S., Feuerman, M., Kasimis, B. S., & Thaler, H. T. (2000b). The memorial symptom assessment scale short form (MSAS-SF) validity and reliability. *Cancer: Interdisciplinary International Journal of the American Cancer Society, 89*(5), 1162–1171.

Cherny, N. I., Fallon, M., Kaasa, S., Portenoy, R. K., & Currow, D. C. (2015). *Oxford Textbook of Palliative Medicine.* Oxford University Press.

Chipman, J. G., Beilman, G. J., Schmitz, C. C., & Seatter, S. C. (2007). Development and pilot testing of an OSCE for difficult conversations in surgical intensive care. *Journal of surgical education, 64*(2), 79–87.

Choules, A. P. (2007). The use of elearning in medical education: A review of the current situation. *Postgraduate Medical Journal, 83*(978), 212–216.

Clark, D. (1998). An annotated bibliography of the publications of Cicely Saunders–1: 1958–67. *Palliative medicine, 12*(3), 181–193.

Clark, D. (1999). Total pain', disciplinary power and the body in the work of Cicely Saunders, 1958–1967. *Social science & medicine, 49*(6), 727–736.

Clark, D. (2007). From margins to centre: A review of the history of palliative care in cancer. *The lancet oncology, 8*(5), 430–438.

Cleeland, C. S. (2007). Symptom burden: Multiple symptoms and their impact as patient-reported outcomes. *Journal of the National Cancer Institute Monographs, 2007*(37), 16–21.

Constantinople, A. (1973). Masculinity-femininity: An exception to a famous dictum? *Psychological Bulletin, 80*(5), 389–407.

Corcoran, A. M., Lysaght, S., LaMarra, D., & Ersek, M. (2013). Pilot test of a three-station palliative care observed structured clinical examination for multidisciplinary trainees. *Journal of Nursing Education, 52*(5), 294–298.

Corner, J., & Wilson-Barnett, J. (1992). The newly registered nurse and the cancer patient: An educational evaluation. *International Journal of Nursing Studies, 29*(2), 177–190.

Council of Europe. Recommendation Rec (2003) 24 of the Committee of Ministers to member states on the organisation of palliative care. 2003.

Cronbach, L. J., Rajaratnam, N., & Gleser, G. C. (1963). Theory of generalizability: A liberalization of reliability theory. *British Journal of Statistical Psychology, 16*(2), 137–163.

Currow, D. C., Allingham, S., Yates, P., Johnson, C., Clark, K., & Eagar, K. (2015). Improving national hospice/palliative care service symptom outcomes systematically through point-of-care data collection, structured feedback and benchmarking. *Supportive Care in Cancer, 23*(2), 307–315.

Daveson, B. A., Simon, S. T., Benalia, H., Downing, J., Higginson, I. J., Harding, R., Bausewein, C., et al. (2012). Are we heading in the same direction? European and African doctors' and nurses' views and experiences regarding outcome measurement in palliative care. *Palliative medicine, 26*(3), 242–249.

Davies, E., Higginson, I. J., & WHO. (2004a). *The solid facts: Palliative care.*

Davies, E., Higginson, I. J., & WHO. (2004b). Better palliative care for older people. Retrieved December 13, 2019, from https://apps.who.int/iris/handle/10665/107563.

Day, F. C., Srinivasan, M., Der-Martirosian, C., Griffin, E., Hoffman, J. R., & Wilkes, M. S. (2015). A comparison of Web-based and small-group palliative and end-of-life care curricula: A quasi-randomized controlled study at one institution. *Academic medicine: Journal of the Association of American Medical Colleges, 90*(3), 331.

DeCoste-Lopez, J., Madhok, J., & Harman, S. (2015). Curricular innovations for medical students in palliative and end-of-life care: A systematic review and assessment of study quality. *Journal of palliative medicine, 18*(4), 338–349.

DGP. (2016). Deutsche Gesellschaft zur Palliativmedizin: Definitionen zur Hospiz- und Palliativversorgung. Retrieved July 27, 2019, from https://www.dgpalliativmedizin.de/neu igkeiten/definitionen.html.

Dietz, I., Elsner, F., Schiessl, C., & Borasio, G. D. (2011). The Munich Declaration - Key points for the establishment teaching in the new cross-disciplinary area 13: palliative medicine at German faculties. GMS Zeitschrift fur medizinische Ausbildung, 28(4), Doc51. https://doi.org/10.3205/zma000763

The definition of quality and approaches to its assessment [= explorations in quality assessment and monitoring]. *Ann Arbor: Health Administration Press, 1*, 8–11.

Donne, J., Odrowaz, T., Pike, S., Youl, B., & Lo, K. (2019). Teaching Palliative Care to Health Professional Students: A Systematic Review and Meta-Analysis of Randomized Controlled Trials. *American Journal of Hospice and Palliative Medicine®.* doi: https://doi.org/10.1177/1049909119859521.

Dowling, S., & Broomfield, D. (2003). Undergraduate teaching in palliative care in Irish medical schools: A questionnaire survey. *Medical education, 37*(5), 455–457.

Dudgeon, D. J., Harlos, M., & Clinch, J. J. (1999). The Edmonton Symptom Assessment Scale (esas) as an audit tool. *Journal of palliative care, 15*(3), 14–19.

Dyrbye, L. N., Thomas, M. R., & Shanafelt, T. D. (2005). Medical student distress: Causes, consequences, and proposed solutions. *Mayo Clinic Proceedings* (Bd. 80, S. 1613–1622). Elsevier.

EAPC. (2019). European Association for Palliative Care, EAPC > About Us > vWhat We Do. Retrieved July 27, 2019, from https://www.eapcnet.eu/about-us/what-we-do.

Easson, A. M., Bezjak, A., Ross, S., & Wright, J. G. (2007). The ability of existing questionnaires to measure symptom change after paracentesis for symptomatic ascites. *Annals of Surgical Oncology, 14*(8), 2348–2357.

Ellman, M. S., Schulman-Green, D., Blatt, L., Asher, S., Viveiros, D., Clark, J., & Bia, M. (2012). Using online learning and interactive simulation to teach spiritual and cultural aspects of palliative care to interprofessional students. *Journal of palliative medicine, 15*(11), 1240–1247.

Ellman, M. S., Putnam, A., Green, M., Pfeiffer, C., & Bia, M. (2016). Demonstrating medical student competency in palliative care: Development and evaluation of a new objective structured clinical examination station. *Journal of Palliative Medicine, 19*(7), 706–711.

Elsner, F., Centeno-Cortes, C., Cetto, G., Conno, F., Ellershaw, J., Eychmuller, S., Filbet, M., et al. (2013). *Recommendations of the European Association for Palliative Care (EAPC) for the development of undergraduate curricula in palliative medicine at European medical schools.*

Epstein, R. M. (2007). Assessment in medical education. *New England journal of medicine, 356*(4), 387–396.

ESAS-r guidelines. Retrieved September 4, 2019, from http://www.palliative.org/NewPC/_ pdfs/tools/3C7%20ESAS-r%20guidelines%20Aug%2022%202014.pdf.

Etkind, S. N., Bone, A. E., Gomes, B., Lovell, N., Evans, C. J., Higginson, I. J., & Murtagh, F. E. M. (2017). How many people will need palliative care in 2040? Past trends, future projections and implications for services. *BMC medicine, 15*(1), 102.

Eva, K. W., & Regehr, G. (2005). Self-assessment in the health professions: A reformulation and research agenda. *Academic Medicine, 80*(10), S46–S54.

Evans, C. J., Benalia, H., Preston, N. J., Grande, G., Gysels, M., Short, V., Daveson, B. A., et al. (2013). The selection and use of outcome measures in palliative and end-of-life care research: The MORECare International Consensus Workshop. *Journal of pain and symptom management, 46*(6), 925–937.

Fayers, P. M., & Hand, D. J. (1997). Factor analysis, causal indicators and quality of life. *Quality of Life Research, 6*(2), 0–0.

Fayers, P. M., & Hand, D. J. (2002). Causal variables, indicator variables and measurement scales: An example from quality of life. *Journal of the Royal Statistical Society: Series A (Statistics in Society), 165*(2), 233–253.

Fazio, R. H., & Olson, M. A. (2007). Attitudes: Foundations, functions, and consequences. *The handbook of social psychology*, 123–145.

Ferreira, K. A. S. L., Kimura, M., & Teixeira, M. J. (2006). The WHO analgesic ladder for cancer pain control, twenty years of use. How much pain relief does one get from using it? *Supportive Care in Cancer, 14*(11), 1086–1093.

Fetz, K., Wenzel-Meyburg, U., & Schulz-Quach, C. (2017). Validation of the German revised version of the program in palliative care education and practice questionnaire (PCEP-GR). *BMC palliative care, 16*(1), 78.

Fetz, K., Laengler, A., Schwermer, M., Carvalho-Hilje, C., Krueger, M., Vagedes, J., Zuzak, T. J., et al. (2019). Do health economic parameters in integrative paediatrics differ from representative paediatrics? *Advances in Integrative Medicine, 6*, S16–S17.

Fetz, K., Längler, A., Schwermer, M. et al. Comparative analysis of resource utilization in integrative anthroposophic and all German pediatric inpatient departments. BMC Health Serv Res 20, 939 (2020). https://doi.org/10.1186/s12913-020-05782-6

Fetz, K., Schwermer, M., Laengler, A., Zuzak, T. J., & Ostermann, T. (2019). An evidence-based approach for the development of therapy recommendations in integrative paediatrics. *Advances in Integrative Medicine, 6*, S16.

Fetz, K., Schwermer, M., Ostermann, T., Appelbaum, S., Krueger, M., Vagedes, J., Zuzak, T. J., et al. (2019). Do patients using integrative medicine in paediatric inpatient wards differ from representative paediatric patients? *Advances in Integrative Medicine, 6*, S72.

Field, D., & Howells, K. (1988). Dealing with dying patients: Difficulties and strategies in final-year medical students. *Death Studies, 12*(1), 9–20.

Fineberg, I. C., Wenger, N. S., & Forrow, L. (2004). Interdisciplinary education: Evaluation of a palliative care training intervention for pre-professionals. *Academic Medicine, 79*(8), 769–776.

Finucane, A. M., Carduff, E., Lugton, J., Fenning, S., Johnston, B., Fallon, M., Clark, D., et al. (2018). Palliative and end-of-life care research in Scotland 2006–2015: A systematic scoping review. *BMC palliative care, 17*(1), 19.

Fitzpatrick, D., Heah, R., Patten, S., & Ward, H. (2017). Palliative care in undergraduate medical education—How far have we come? *American Journal of Hospice and Palliative Medicine®, 34*(8), 762–773.

Frey, R. A., Gott, M., & Neil, H. (2013). Instruments used to measure the effectiveness of palliative care education initiatives at the undergraduate level: A critical literature review. *BMJ supportive & palliative care, 3*(1), 114–119.

Frommelt, K.H.M. (1988). Frommelt attitude toward care of the dying scale. *Unpublished master's thesis, University of Dubuque, Dubuque, LA.*

Frommelt, Katherine H. Murray. (1991a). The effects of death education on nurses' attitudes toward caring for terminally ill persons and their families. *American Journal of Hospice and Palliative Medicine®, 8*(5), 37–43.

Frommelt, K.H.M. (2003). Attitudes toward care of the terminally ill: An educational intervention. *American Journal of Hospice and Palliative Medicine®, 20*(1), 13–22.

Gamondi, C., Larkin, P., & Payne, S. (2013). Core competencies in palliative care: An EAPC white paper on palliative care education: part 2. *European Journal of Palliative Care.* Retrieved August 22, 2016, from http://hse.openrepository.com/hse/handle/10147/325630.

Gao, W., Bennett, M. I., Stark, D., Murray, S., & Higginson, I. J. (2010). Psychological distress in cancer from survivorship to end of life care: Prevalence, associated factors and clinical implications. *European journal of cancer, 46*(11), 2036–2044.

George, D., & Mallery, P. (2016). *IBM SPSS statistics 23 step by step: A simple guide and reference.* Routledge.

German federal parliament. (2015). Bundestag beschließt Gesetz zur Verbesserung der Hospiz- und Palliativversorgung. *Bundesgesundheitsministerium.* Retrieved July 25, 2019, from https://www.bundesgesundheitsministerium.de/ministerium/meldungen/2015/hpg-bt-23-lesung.html.

German Medical Assembly. (2003). 1. Palliativmedizin. Retrieved July 24, 2019, from https://www.bundesaerztekammer.de/aerztetag/beschlussprotokolle-ab-1996/106-daet-2003/zu-punkt-iii-der-tagesordnung-palliativmedizinische-versorgung-in-deutschland/1-palliativmedizin/.

German Medical Assembly. (2018). (Muster-)Weiterbildungsordnung. Retrieved July 24, 2019, from https://www.bundesaerztekammer.de/aerzte/aus-weiter-fortbildung/weiterbildung/muster-weiterbildungsordnung/.

German federal parliament. Bundestag beschließt Gesetz zur Verbesserung der Hospiz- und Palliativversorgung. Bundesgesundheitsministerium. 2015. https://www.bundesgesundheitsministerium.de/ministerium/meldungen/2015/hpg-bt-23-lesung.html Accessed 25 Jul 2019.

German public health insurance head organisation. Spezialisierte ambulante Palliativversorgung (SAPV) - GKV-Spitzenverband. (2019). https://www.gkv-spitzenverband.de/krankenversicherung/hospiz_und_palliativversorgung/spez_amb_palliativ/sapv.jsp. Accessed 25 Jul 2019.

Gessaroli, M. E., & Poliquin, M. (1994). Competency-based certification project. Phase I: Job analysis. *The Canadian journal of medical radiation technology, 25*(3), 104–107.

Gesser, G., Wong, P. T., & Reker, G. T. (1988). Death attitudes across the life-span: The development and validation of the Death Attitude Profile (DAP). *Omega-Journal of Death and Dying, 18*(2), 113–128.

Gibbins, J., McCoubrie, R., Maher, J., Wee, B., & Forbes, K. (2010). Recognizing that it is part and parcel of what they do: Teaching palliative care to medical students in the UK. *Palliative medicine, 24*(3), 299–305.

Gibbins, J., McCoubrie, R., & Forbes, K. (2011). Why are newly qualified doctors unprepared to care for patients at the end of life? *Medical education, 45*(4), 389–399.

Green, M. J., & Levi, B. H. (2011). Teaching advance care planning to medical students with a computer-based decision aid. *Journal of Cancer Education, 26*(1), 82–91.

Greenberg, J., Pyszczynski, T., & Solomon, S. (1986). The causes and consequences of a need for self-esteem: A terror management theory. *Public self and private self* (S. 189–212). Springer.

Grieco, A., & Long, C. J. (1984). Investigation of the Karnofsky Performance Status as a measure of quality of life. *Health Psychology, 3*(2), 129.

Gruenewald, D. A., Higginson, I. J., Vivat, B., Edmonds, P., & Burman, R. E. (2004). Quality of life measures for the palliative care of people severely affected by multiple sclerosis: A systematic review. *Multiple Sclerosis Journal, 10*(6), 690–725.

Hall, P., Marshall, D., Weaver, L., Boyle, A., & Taniguchi, A. (2011). A method to enhance student teams in palliative care: Piloting the McMaster-Ottawa team observed structured clinical encounter. *Journal of Palliative Medicine, 14*(6), 744–750.

Harden, R. M. (1988). What is an OSCE? *Medical teacher, 10*(1), 19–22.

Harden, R. M., & Gleeson, F. A. (1979). Assessment of clinical competence using an objective structured clinical examination (OSCE). *Medical education, 13*(1), 39–54.

Harden, R. M., & Gleeson, F. A. (1999). *Assessment of medical competence using an objective structured clinical examination (OSCE).* ASME.

Harding, R., Higginson, I. J., & behalf of PRISMA, O. (2010). PRISMA: A pan-European co-ordinating action to advance the science in end-of-life cancer care. *European journal of cancer, 46*(9), 1493–1501.

Harding, R., Simon, S. T., Benalia, H., Downing, J., Daveson, B. A., Higginson, I. J., Bausewein, C., et al. (2011). The PRISMA Symposium 1: Outcome tool use. Disharmony in European outcomes research for palliative and advanced disease care: too many tools in practice. *Journal of pain and symptom management, 42*(4), 493–500.

Haut, C. M., Michael, M., & Moloney-Harmon, P. (2012). Implementing a program to improve pediatric and pediatric ICU nurses' knowledge of and attitudes toward palliative care. *Journal of Hospice & Palliative Nursing, 14*(1), 71–79.

Hearn, J., & Higginson, I. J. (1999). Development and validation of a core outcome measure for palliative care: The palliative care outcome scale. *Quality in Health Care: QHC, 8*(4), 219–227.

Heedman, P.-A., & Strang, P. (2001). Symptom assessment in advanced palliative home care for cancer patients using the ESAS: Clinical aspects. *Anticancer research, 21*(6A), 4077–4082.

Hegedus, K., Zana, A., & Szabó, G. (2008). Effect of end of life education on medical students' and health care workers' death attitude. *Palliative Medicine, 22*(3), 264–269.

Henoch, I., Carlander, I., Holm, M., James, I., Kenne Sarenmalm, E., Lundh Hagelin, C., Lind, S., et al. (2016). Palliative care research–a systematic review of foci, designs and methods of research conducted in Sweden between 2007 and 2012. *Scandinavian journal of caring sciences, 30*(1), 5–25.

Hentz, L. (2012). Aachen: Deutschlands erstes Hospiz: Haus Hörn mit Millionenaufwand ausgebaut. *Aachener Zeitung.* Retrieved July 24, 2019, from https://www.aachen-zeitung.de/lokales/aachen/deutschlands-erstes-hospiz-haus-hoern-mit-millionenaufwand-ausgebaut_aid-32485441.

Higginson, & Harding., et al. (2008). Outcome measurement. In J. Addington-Hall, E. Bruera, & I. J. Higginson (Hrsg.), *Research methods in palliative care* (2. Aufl., S. 99–114). Oxford: Oxford University Press.

Higginson, I. J. (2016). *Research challenges in palliative and end of life care.* British Medical Journal Publishing Group.

Higginson, I. J., & Donaldson, N. (2004). Relationship between three palliative care outcome scales. *Health and Quality of Life Outcomes, 2*(1), 68.

Higginson, I. J., & Gao, W. (2008). Caregiver assessment of patients with advanced cancer: Concordance with patients, effect of burden and positivity. *Health and quality of life outcomes, 6*(1), 42.

Homsi, J., Walsh, D., Rivera, N., Rybicki, L. A., Nelson, K. A., LeGrand, S. B., Davis, M., et al. (2006). Symptom evaluation in palliative medicine: Patient report vs systematic assessment. *Supportive care in cancer, 14*(5), 444.

Hosie, A., Davidson, P. M., Agar, M., Sanderson, C. R., & Phillips, J. (2013). Delirium prevalence, incidence, and implications for screening in specialist palliative care inpatient settings: A systematic review. *Palliative medicine, 27*(6), 486–498.

Hurtig, W. A., & Stewin, L. (1990). The effect of death education and experience on nursing students' attitude towards death. *Journal of Advanced Nursing, 15*(1), 29–34.

Ilse, B., Hildebrandt, J., Posselt, J., Laske, A., Dietz, I., Borasio, G. D., Kopf, A., Nauck, F., Elsner, F., Wedding, U., & Alt-Epping, B. (2012). Palliative Care teaching in Germany - concepts and future developments. GMS Zeitschrift fur medizinische Ausbildung, 29(3), Doc47. https://doi.org/10.3205/zma000817.

Ilse, B., Hildebrandt, J., Posselt, J., Laske, A., Dietz, I., Borasio, G. D., Kopf, A., et al. (2012). Palliativmedizinische Lehre in Deutschland-Planungen der Fakultäten zum zukünftigen Querschnittsfach 13. *GMS Zeitschrift für medizinische Ausbildung, 29*(3), 1–12.

Inbadas, H., Zaman, S., Whitelaw, A., & Clark, D. (2016). Palliative care declarations: Mapping a new form of intervention. *Journal of Pain and Symptom Management, 52*(3), e7–e15.

Jansen, J., Schulz-Quach, C., Eisenbeck, N., Carreno, D. F., Schmitz, A., Fountain, R., Franz, M., et al. (2019). German version of the Death Attitudes Profile- Revised (DAP-GR) – translation and validation of a multidimensional measurement of attitudes towards death. *BMC Psychology, 7*(1). Retrieved September 13, 2019, from https://bmcpsychology.bio medcentral.com/articles/https://doi.org/10.1186/s40359-019-0336-6

Jenkins, C. A., Schulz, M., Hanson, J., & Bruera, E. (2000). Demographic, symptom, and medication profiles of cancer patients seen by a palliative care consult team in a tertiary referral hospital. *Journal of pain and symptom management, 19*(3), 174–184.

Jordan, T. J., Ellis, R. R., & Grallo, R. (1986). A comparison of levels of anxiety of medical students and graduate counselors about death. *Academic Medicine, 61*(11), 923–925.

Kaasa, S., & Radbruch, L. (2008). Palliative care research—Priorities and the way forward. *European Journal of Cancer (Oxford, England: 1990), 44*(8), 1175–1179.

Kachel, S., Steffens, M. C., & Niedlich, C. (2016). Traditional Masculinity and Femininity: Validation of a New Scale Assessing Gender Roles. *Frontiers in Psychology, 7*. Retrieved July 27, 2019, from https://www.frontiersin.org/articles/https://doi.org/10. 3389/fpsyg.2016.00956/full

Kaplan, K. J. (1972). On the ambivalence-indifference problem in attitude theory and measurement: A suggested modification of the semantic differential technique. *Psychological bulletin, 77*(5), 361.

Karani, R., Leipzig, R. M., Callahan, E. H., & Thomas, D. C. (2004). An Unfolding Case with a Linked Objective Structured Clinical Examination (OSCE): A Curriculum in Inpatient Geriatric Medicine. *Journal of the American Geriatrics Society, 52*(7), 1191–1198.

Karger, A., Scherg, A., Schmitz, A., Wenzel-Meyburg, U., Raski, B., Vogt, H., Schatte, G., et al. (2015). A Pilot Study on Undergraduate Palliative Care Education â A Study on Changes in Knowledge, Attitudes and Self-Perception. *Journal of Palliative Care & Medicine, 2015*. Retrieved August 22, 2016, from http://www.omicsgroup.org/journals/a-pilot-study-on-undergraduate-palliative-care-education--a-study-onchanges-in-knowledge-attitudes-and-selfperception-2165-7386-1000236.php?aid=64029.

Karger, A., Schmitz, A., Wenzel-Meyburg, U., Schatte, G., & Schulz, C. (2016). *Evaluation in undergraduate palliative care education (UPCE)–an observational pilot study on changes in knowledge, competence and attitudes.*

Katerla, J., Möller, M., Karger, A., Schnell, M. W., & Schulz, C. (2009). How to evaluate the communication skills of palliative care professionals. *EUROPEAN JOURNAL OF PALLIATIVE CARE, 16*(5).

Kaye, J. M., & Loscalzo, G. (1998). Learning to care for dying patients: A controlled longitudinal study of a death education course. *Journal of Cancer Education, 13*(1), 52–57.

Kirkova, J., Walsh, D., Russel, M., Hauser, K., & Lasheen, W. (2010). Symptom Assessment in Palliative Medicine: Complexities and Challenges. *American Journal of Hospice and Palliative Medicine®, 27*(1), 75–83.

Klug, L. F. (1976). *An empirical investigation of the relationship between self-actualization and reconciliation with death* (PhD Thesis). University of Ottawa (Canada).

Klug, L., & Sinha, A. (1988). Death acceptance: A two-component formulation and scale. *OMEGA-Journal of Death and Dying, 18*(3), 229–235.

Knowles, M. S., Holton III, E. F., & Swanson, R. A. (2014). *The adult learner: The definitive classic in adult education and human resource development.* Routledge. Retrieved May 14, 2017, from https://books.google.de/books?hl=de&lr=&id=1We2BQAAQBAJ&oi=fnd&pg=S.1&dq=knowles+holton+swanson&ots=C7LX6qPvoT&sig=6a_wzYjxhMaO pQHIF8P5D5Wi69I.

Kobewka, D., Ronksley, P., McIsaac, D., Mulpuru, S., & Forster, A. (2017). Prevalence of symptoms at the end of life in an acute care hospital: A retrospective cohort study. *CMAJ Open, 5*(1), E222–E228.

Krumm, N., Schmidlin, E., Schulz, C., & Elsner, F. (2015). Kernkompetenzen in der Palliativversorgung–ein Weissbuch der European Association for Palliative Care zur Lehre in der Palliativversorgung. *Zeitschrift für Palliativmedizin, 16*(04), 152–167.

Kumar, S. P., Jim, A., Sisodia, V., et al. (2011). Effects of palliative care training program on knowledge, attitudes, beliefs and experiences among student physiotherapists: A preliminary quasi-experimental study. *Indian journal of palliative care, 17*(1), 47.

Kwekkeboom, M. S., Vahl, C., & Eland, J. (2005). Companionship and education: A nursing student experience in palliative care. *Journal of Nursing Education, 44*(4), 169.

Kwekkeboom, M. S., Vahl, C., & Eland, J. (2006). Impact of a Volunteer Companion Program on Nursing Students' Knowledge and Concerns Related to Palliative Care. *Journal of Palliative Medicine, 9*(1), 90–99.

LaDuca, A. (1980). The structure of competence in health professions. *Evaluation & the health professions, 3*(3), 253–288.

Latta, L., & MacLeod, R. (2019). Palliative Care Education: An Overview. *Textbook of Palliative Care,* 1–21.

Laugsand, E. A., Sprangers, M. A., Bjordal, K., Skorpen, F., Kaasa, S., & Klepstad, P. al. (2010). Health care providers underestimate symptom intensities of cancer patients: A multicenter European study. *Health and quality of life outcomes, 8*(1), 104.

LeBlanc, T. W., Kutner, J. S., Ko, D., Wheeler, J. L., Bull, J., & Abernethy, A. P. (2010). Developing the evidence base for palliative care: Formation of the palliative care research cooperative and its first trial. *Hospital practice, 38*(3), 137–143.

Leombruni, P., Loera, B., Miniotti, M., Zizzi, F., Castelli, L., & Torta, R. (2015). Confirmatory factor analysis of the Frommelt Attitude Toward Care of the Dying Scale (FATCOD–B) among Italian medical students. *Palliative & Supportive Care, 13*(5), 1391–1398.

Lester, D. (1990). The Collett-Lester fear of death scale: The original version and a revision. *Death studies, 14*(5), 451–468.

Lester, D. (2004). The factorial structure of the revised Collett-Lester Fear of Death Scale. *Death Studies, 28*(8), 795–798.

Lester, D., & Abdel-Khalek, A. (2003). The Collett-Lester fear of death scale: A correction. *Death studies, 27*(1), 81–85.

Lindemalm, C., Strang, P., & Lekander, M. (2005). Support group for cancer patients. Does it improve their physical and psychological wellbeing? A pilot study. *Supportive Care in Cancer, 13*(8), 652–657.

Lloyd-Williams, M., & Macleod, R. D. M. (2004). A systematic review of teaching and learning in palliative care within the medical undergraduate curriculum. *Medical teacher, 26*(8), 683–690.

Loera, B., Molinengo, G., Miniotti, M., & Leombruni, P. (2018). Refining the frommelt attitude toward the care of the dying scale (FATCOD–B) for medical students: A confirmatory factor analysis and Rasch validation study. *Palliative & Supportive Care, 16*(1), 50–59.

Lynch, T., Clark, D., Centeno, C., Rocafort, J., Flores, L. A., Greenwood, A., Praill, D., et al. (2009). Barriers to the development of palliative care in the countries of Central and Eastern Europe and the Commonwealth of Independent States. *Journal of Pain and Symptom Management, 37*(3), 305–315.

Lynn Snow, A., Cook, K. F., Lin, P.-S., Morgan, R. O., & Magaziner, J. (2005). Proxies and other external raters: Methodological considerations. *Health Services Research, 40*(5p2), 1676–1693.

M Ross, M., McDonald, B., & McGuinness, J. (1996). The palliative care quiz for nursing (PCQN): The development of an instrument to measure nurses' knowledge of palliative care. *Journal of advanced nursing, 23*(1), 126–137.

Mallory, J. L. (2003). The impact of a palliative care educational component on attitudes toward care of the dying in undergraduate nursing students. *Journal of Professional Nursing, 19*(5), 305–312.

Marsh, H. W. (1985). The structure of masculinity/femininity: An application of confirmatory factor analysis to higher-order factor structures and factorial invariance. *Multivariate Behavioral Research, 20*(4), 427–449.

Mason, S. R., & Ellershaw, J. E. (2004). Assessing undergraduate palliative care education: Validity and reliability of two scales examining perceived efficacy and outcome expectancies in palliative care. *Medical education, 38*(10), 1103–1110.

Mason, S. R., & Ellershaw, J. E. (2008). Preparing for palliative medicine; evaluation of an education programme for fourth year medical undergraduates. *Palliative medicine, 22*(6), 687–692.

Mason, S. R., & Ellershaw, J. E. (2010). Undergraduate training in palliative medicine: Is more necessarily better? *Palliative medicine.* Retrieved August 10, 2016, from http://pmj. sagepub.com/content/early/2010/02/01/0269216309351867.abstract.

Mathers, C. D., & Loncar, D. (2006). Projections of global mortality and burden of disease from 2002 to 2030. *PLoS medicine, 3*(11), e442.

McConigley, R., Aoun, S., Kristjanson, L., Colyer, S., Deas, K., O'Connor, M., Harris, R., et al. (2012). Implementation and evaluation of an education program to guide palliative care for people with motor neurone disease. *Palliative medicine, 26*(8), 994–1000.

McEachan, R. R. C., Conner, M., Taylor, N. J., & Lawton, R. J. (2011). Prospective prediction of health-related behaviours with the theory of planned behaviour: A meta-analysis. *Health Psychology Review, 5*(2), 97–144.

McIlfatrick, S. J., & Murphy, T. (2013). Palliative care research on the island of Ireland over the last decade: A systematic review and thematic analysis of peer reviewed publications. *BMC palliative care, 12*(1), 33.

McPherson, C. J., & Addington-Hall, J. M. (2003). Judging the quality of care at the end of life: Can proxies provide reliable information? *Social science & medicine, 56*(1), 95–109.

Meekin, S. A., Klein, J. E., Fleischman, A. R., & Fins, J. J. (2000). Development of a palliative education assessment tool for medical student education. *Academic Medicine, 75*(10), 986–992.

Merrill, J. M., Dale, A., & Thornby, J. I. (2000). Thanatophobia and opiophobia of hospice nurses compared with that of other caregivers. *American Journal of Hospice and Palliative Medicine®, 17*(1), 15–23.

Michels, M. E. J., Evans, D. E., & Blok, G. A. (2012). What is a clinical skill? Searching for order in chaos through a modified Delphi process. *Medical Teacher, 34*(8), e573–e581.

Mitzkat, A., Schulz, C., Kasenda, B., Langer, T., & Schnell, M. W. (2006). „Arzt im ganzen Spektrum." Die integrierten Curricula der Medizinerausbildung an der Universität Witten/Herdecke–Rückblick auf sechs Jahre Lehre im Hinblick auf Praxisorientierung und theoretische Vorgaben. *GMS Zeitschrift für Medizinische Ausbildung, 23*(4), 2006–2023.

Mooney, D. C. (2005). Tactical reframing to reduce death anxiety in undergraduate nursing students. *American Journal of Hospice and Palliative Medicine®, 22*(6), 427–432.

Moro, C., Brunelli, C., Miccinesi, G., Fallai, M., Morino, P., Piazza, M., Labianca, R., et al. (2006). Edmonton symptom assessment scale: Italian validation in two palliative care settings. *Supportive care in cancer, 14*(1), 30–37.

Morris, C. (2012). Advocating for palliative care for an ageing population: Living to the end. *International journal of palliative nursing, 18*(9), 420–421.

Mousing, C. A., Timm, H., Lomborg, K., & Kirkevold, M. (2018). Barriers to palliative care in people with chronic obstructive pulmonary disease in home care: A qualitative study of the perspective of professional caregivers. *Journal of clinical nursing, 27*(3–4), 650–660.

Müller, S., Dahmen, U., & Settmacher, U. (2018). Objective Structured Clinical Examination (OSCE) an Medizinischen Fakultäten in Deutschland – eine Bestandsaufnahme. *Das Gesundheitswesen, 80*(12), 1099–1103.

Müller-Busch, H. C. (2012). Palliative Care Historische Entwicklung–Aufgaben–Perspektiven. In M. Fegg, J. Gramm, & M. Pestinger (Hrsg.), *Psychologie und Palliative Care* (S. 11–19). Kohlhammer.

Müller-Busch, H. C. (2014). Palliative Care – Geschichte und Konzept einer interdisziplinären Begleitung Schwerstkranker und Sterbender. *Palliative Care, 16.*

Murray, M. A., Stacey, D., Wilson, K. G., & O'Connor, A. M. (2010). Skills training to support patients considering place of end-of-life care: A randomized control trial. *Journal of palliative care, 26*(2), 112–121.

Neimeyer, R. A., & Moore, M. K. (1994). Validity and reliability of the Multidimensional Fear of Death Scale. In R. A. Neimeyer (Ed.), *Death anxiety handbook: Research, instrumentation, and application* (pp. 103–119). Taylor & Francis.

Nekolaichuk, C. L., Maguire, T. O., Suarez-Almazor, M., Rogers, W. T., & Bruera, E. (1999). Assessing the reliability of patient, nurse, and family caregiver symptom ratings in hospitalized advanced cancer patients. *Journal of clinical oncology, 17*(11), 3621–3630.

Nelson, J. E., Meier, D. E., Oei, E. J., Nierman, D. M., Senzel, R. S., Manfredi, P. L., Davis, S. M., et al. (2001). Self-reported symptom experience of critically ill cancer patients receiving intensive care. *Critical care medicine, 29*(2), 277–282.

Norcini, J. J., & McKinley, D. W. (2007). Assessment methods in medical education. *Teaching and teacher education, 23*(3), 239–250.

Norman, G. (2002). Research in medical education: Three decades of progress. *BMJ, 324*(7353), 1560–1562.

Oken, M. M., Creech, R. H., Tormey, D. C., Horton, J., Davis, T. E., McFadden, E. T., & Carbone, P. P. (1982). Toxicity and response criteria of the Eastern Cooperative Oncology Group. *American journal of clinical oncology, 5*(6), 649–656.

Olthuis, G., & Dekkers, W. (2003). Medical education, palliative care and moral attitude: Some objectives and future perspectives. *Medical education, 37*(10), 928–933.

Parikh, P. P., Brown, R., White, M., Markert, R. J., Eustace, R., & Tchorz, K. (2015). Simulation-based end-of-life care training during surgical clerkship: Assessment of skills and perceptions. *Journal of Surgical Research, 196*(2), 258–263.

Parry, S. B. (1996). Just what is a competency? (And why should you care?). *Training, 35*(6), 58.

Pautex, S., Berger, A., Chatelain, C., Herrmann, F., & Zulian, G. B. (2003). Symptom assessment in elderly cancer patients receiving palliative care. *Critical reviews in oncology/hematology, 47*(3), 281–286.

Pereira, A., Ferreira, A., Martins, J., Pereira, A., Ferreira, A., & Martins, J. (2018). Academic Palliative Care Research in Portugal: Are We on the Right Track? *Healthcare, 6*(3), 97.

Pereira, S. M., Araújo, J., & Hernández-Marrero, P. (2018). Towards a public health approach for palliative care: An action-research study focused on engaging a local community and educating teenagers. *BMC palliative care, 17*(1), 89.

Peters, L., Cant, R., Payne, S., O'Connor, M., McDermott, F., Hood, K., Morphet, J., et al. (2013). How death anxiety impacts nurses' caring for patients at the end of life: A review of literature. *The open nursing journal, 7*, 14.

Pillemer, K., Chen, E. K., Riffin, C., Prigerson, H., Schultz, L., & Reid, M. C. (2015). Practice-based research priorities for palliative care: Results from a research-to-practice consensus workshop. *American journal of public health, 105*(11), 2237–2244.

Portenoy, R. K., Thaler, H. T., Kornblith, A. B., Lepore, J. M., Friedlander-Klar, H., Kiyasu, E., Sobel, K., et al. (1994). The Memorial Symptom Assessment Scale: An instrument for the evaluation of symptom prevalence, characteristics and distress. *European Journal of Cancer, 30*(9), 1326–1336.

Priester, J. R., & Petty, R. E. (1996). The gradual threshold model of ambivalence: Relating the positive and negative bases of attitudes to subjective ambivalence. *Journal of personality and social psychology, 71*(3), 431.

Pulsford, D., Jackson, G., O'Brien, T., Yates, S., & Duxbury, J. (2013). Classroom-based and distance learning education and training courses in end-of-life care for health and social care staff: A systematic review. *Palliative medicine, 27*(3), 221–235.

Radbruch, L., & Nauck, F. (2011). Patientenregister als Forschungsinstrument. Retrieved March 5, 2016, from https://www.thieme-connect.com/products/ejournals/html/https://doi.org/10.1055/s-2009-1225590.

Rees, E., Hardy, J., Ling, J., Broadley, K., & A'Hern, R. (1998). The use of the Edmonton Symptom Assessment Scale (ESAS) within a palliative care unit in the UK. *Palliative Medicine, 12*(2), 75–82.

Richardson, L. A., & Jones, G. W. (2009). A review of the reliability and validity of the Edmonton Symptom Assessment System. *Current Oncology, 16*(1), 55.

Rosenberg, M. J., Hovland, C. I., McGuire, W. J., Abelson, R. P., & Brehm, J. W. (1960). Attitude organization and change: An analysis of consistency among attitude components. (Yales studies in attitude and communication.). Yale Univer. Pre

Ross, D. D., Shpritz, D., Hull, M. M., & Goloubeva, O. (2005). Long-term evaluation of required coursework in palliative and end-of-life care for medical students. *Journal of Palliative Medicine, 8*(5), 962–974.

Rotter, J. B. (1966). Generalized expectancies for internal versus external control of reinforcement. *Psychological monographs: General and applied, 80*(1), 1.

Saunders. (1960). Drug treatment in the terminal stages of cancer. *Curr Med Drugs, 1*(1), 16–28.

Saunders. (1967). The care of the terminal stages of cancer. *Annals of the Royal College of Surgeons of England, 41*(Suppl), 162.

Saunders. (2001a). The evolution of palliative care. *Journal of the Royal Society of Medicine, 94*(9), 430–432.

Saunders. (2001b). Social work and palliative care—The early history. *The British Journal of Social Work, 31*(5), 791–799.

Schiessl, C., Ilse, B., Hildebrandt, J., Scherg, A., Giegerich, A., & Alt-Epping, B. (2013). Implementation of intersectional field 13: A survey of medical faculties in Germany. *Schmerz (Berlin, Germany), 27*(3), 275–288.

Schiessl, C., Walshe, M., Wildfeuer, S., Larkin, P., Voltz, R., & Juenger, J. (2013). Undergraduate curricula in palliative medicine: A systematic analysis based on the palliative education assessment tool. *Journal of palliative medicine, 16*(1), 20–30.

Schlairet, M. C. (2009). End-of-life nursing care: Statewide survey of nurses' education needs and effects of education. *Journal of Professional Nursing, 25*(3), 170–177.

Schlieper, D., Altreuther, C., Schallenburger, M., Neukirchen, M., Schmitz, A., & Schulz-Quach, C. (2017). Electronic Implementation of Integrated End-of-life Care: A Local Approach. *International journal of integrated care*, 17(2), 4. https://doi.org/10.5334/ijic.2507

Schmitt, N. (1996). Uses and abuses of coefficient alpha. *Psychological assessment*, 8(4), 350.

Schnell, M. (Hrsg.). (2013). *Der Patient am Lebensende: Eine Qualitative Inhaltsanalyse. Palliative Care und Forschung (1., neue Ausg.).* Springer VS.

Schnell, M. W., Schneider, W., & Kolbe, H. (Eds.). (2014). *Sterbewelten: Eine Ethnographie.* Palliative Care und Forschung. Wiesbaden: Springer VS. Retrieved from https://www.livivo.de/doc/944676.

Schnell, M. W., Schulz, C., Heller, A., & Dunger, C. (Hrsg.). (2015). *Palliative Care und Hospiz: Eine Grounded Theory.* Springer VS.

Schnell, M.W., Schulz, C., Kuckartz, U., & Dunger, C. (2016). *Junge Menschen sprechen mit sterbenden Menschen: Eine Typologie.* Retrieved August 3, 2019, from https://doi.org/10.1007/978-3-658-12317-8.

Schnell, Schulz-Quach, C., & Dunger, C. (Eds.). (2018). *30 Gedanken zum Tod: Die Methode der Framework Analysis.* Palliative Care und Forschung. Wiesbaden: Springer VS. Retrieved from https://www.livivo.de/doc/1050006.

Schön, D. A. (1987). Educating the reflective practitioner.

Schulz, C., Katerla, J., Moller, M., Karger, A., & Schnell M. W. (2009). How to evaluate the communication skills of palliative care professionals. *Eur J Palliat Care*, 16, 236–239.

Schulz, C., Möller, M. F., Seidler, D., & Schnell, M. W. (2013). Evaluating an evidence-based curriculum in undergraduate palliative care education: Piloting a phase II exploratory trial for a complex intervention. *BMC medical education*, 13(1), 1.

Schulz, C., Schlieper, D., Altreuther, C., Schallenburger, M., Fetz, K., & Schmitz, A. (2015a). The characteristics of patients who discontinue their dying process–an observational study at a single university hospital centre. *BMC palliative care*, 14(1), 1.

Schulz, C., Wenzel-Meyburg, U., Fetz, K., Karger, A., Scherg, A., & Schmitz, A. (2015b). *Students' use of e-learning in undergraduate palliative care education (UPCE) (p. DocS2B5).* German Medical Science GMS Publishing House.

Schulz, C., Wenzel-Meyburg, U., Karger, A., Scherg, A., in der Schmitten, J., Trapp, T., Paling, A., et al. (2015c). Implementation of palliative care as a mandatory cross-disciplinary subject (QB13) at the Medical Faculty of the Heinrich-Heine-University Düsseldorf, Germany. *GMS Zeitschrift für Medizinische Ausbildung*, 32(1). Retrieved August 10, 2016, from http://www.ncbi.nlm.nih.gov/pmc/articles/PMC4330636/.

Schulz, C., Wenzel-Meyburg, U., & Elsner, F. (2016). E-Learning in der Aus-, Fort-und Weiterbildung. *Z. Palliativmed.* Retrieved from https://www.researchgate.net/publication/298898605_Positionspapier_E-Learning_in_der_Aus-_Fort-_und_Weiterbildung.

Schulz, R., & Aderman, D. (1979). Physician's death anxiety and patient outcomes. *Omega-Journal of Death and Dying*, 9(4), 327–332.

Schulz-Quach, C. (2018). The nakedness of the dead body: The meaning Of death To healthcare professionals working with the dying. *Existential Analysis: Journal of The Society for Existential Analysis*, 29(2), 301–323.

Schwartz, C. E., Mazor, K., Rogers, J., Ma, Y., & Reed, G. (2003). Validation of a new measure of concept of a good death. *Journal of Palliative Medicine*, 6(4), 575–584.

Schwartz, C. E., Clive, D. M., Mazor, K. M., Ma, Y., Reed, G., & Clay, M. (2005). Detecting attitudinal changes about death and dying as a result of end-of-life care curricula for medical undergraduates. *Journal of palliative medicine, 8*(5), 975–986.

Siddall P.J., MacLeod R.D. (2019) Physical, Psychological/Psychiatric, Social, and Spiritual Problems and Symptoms. In: MacLeod R., Van den Block L. (eds) Textbook of Palliative Care. Springer, Cham. https://doi.org/10.1007/978-3-319-77740-5_9

Siegert, R. J., Gao, W., Walkey, F. H., & Higginson, I. J. (2010). Psychological well-being and quality of care: A factor-analytic examination of the palliative care outcome scale. *Journal of pain and symptom management, 40*(1), 67–74.

Sigurdardottir, K. R., Haugen, D. F. ag, van der Rijt, C. C., Sjøgren, P., Harding, R., Higginson, I. J., Kaasa, S., et al. (2010). Clinical priorities, barriers and solutions in end-of-life cancer care research across Europe. Report from a workshop. *European Journal of Cancer, 46*(10), 1815–1822.

Silberer, E. (2012, September 27). Aachen: Erstes deutsches Hospiz feiert Jubiläum. *DIE WELT*. Retrieved July 24, 2019, from https://www.welt.de/regionales/koeln/article10950 5264/Erstes-deutsches-Hospiz-feiert-Jubilaeum.html.

Singh, H. (2003). Building effective blended learning programs. *Educational Technology-Saddle Brook Then Englewood Cliffs NJ-, 43*(6), 51–54.

Smith, L. M., & Kasser, T. (2014). Mortality salience increases defensive distancing from people with terminal cancer. *Death studies, 38*(1), 44–53.

Solomon, S., Greenberg, J., & Pyszczynski, T. (1991). *A terror management theory of social behavior: The psychological functions of self-esteem and cultural worldviews. Advances in experimental social psychology* (Bd. 24, S. 93–159). Elsevier.

Spinhoven, P. H., Ormel, J., Sloekers, P. P. A., Kempen, G., Speckens, A. E. M., & Van Hemert, A. M. (1997). A validation study of the Hospital Anxiety and Depression Scale (HADS) in different groups of Dutch subjects. *Psychological medicine, 27*(2), 363–370.

Stiel, S., Matthes, M. E., Bertram, L., Ostgathe, C., Elsner, F., & Radbruch, L. (2010). Validation of the new version of the minimal documentation system (MIDOS) for patients in palliative care: The German version of the edmonton symptom assessment scale (ESAS). *Schmerz (Berlin, Germany), 24*(6), 596–604.

Stiel, S., Pollok, A., Elsner, F., Lindena, G., Ostgathe, C., Nauck, F., & Radbruch, L. (2012). Validation of the symptom and problem checklist of the German Hospice and Palliative Care Evaluation (HOPE). *Journal of pain and symptom management, 43*(3), 593–605.

Stolberg, M. (2007). „Cura palliativa". Begriff und Diskussion der palliativen Krankheitsbehandlung in der vormodernen Medizin (ca. 1500–1850) / "Cura palliativa". The concept of palliative care in pre-modern medicine (c. 1500-1850). Medizinhistorisches Journal, 42(1), 7–29. http://www.jstor.org/stable/25805413

Stolberg, M., Kennedy, L., & Unglaub, L. (2017). *History of palliative care, 1500–1970.* Springer.

Stoof, A., Martens, R. L., Van Merrienboer, J. J., & Bastiaens, T. J. (2002). The boundary approach of competence: A constructivist aid for understanding and using the concept of competence. *Human resource development review, 1*(3), 345–365.

Streiner, D. L. (2003). Being inconsistent about consistency: When coefficient alpha does and doesn't matter. *Journal of personality assessment, 80*(3), 217–222.

Strömgren, A. S., Grønvold, M., Pedersen, L., Olsen, A. K., & Sjogren, P. (2002). Symptomatology of cancer patients in palliative care: content validation of self-assessment questionnaires against medical records. *Eur J Cancer, 38*(6):788–794.

Studie Fetz, K., Vogt, H., Ostermann, T. et al. Evaluation of the palliative symptom burden score (PSBS) in a specialised palliative care unit of a university medical centre – a longitudinal study. BMC Palliat Care 17, 92 (2018). https://doi.org/10.1186/s12904-018-0342-0

Sullivan, A. M., Lakoma, M. D., & Block, S. D. (2003). The status of medical education in end-of-life Care. *Journal of general internal medicine, 18*(9), 685–695.

Sullivan, A. M., Lakoma, M.D., Billings, J. A., Peters, A. S., & Block, S. D. (2005). others. Teaching and learning end-of-life care: evaluation of a faculty development program in palliative care. *Acad Med, 80*, 657–668.

Sulmasy, D. P. (2002). A biopsychosocial-spiritual model for the care of patients at the end of life. *The gerontologist, 42*(suppl_3), 24–33.

Tai, S.-Y., Lee, C.-Y., Wu, C.-Y., Hsieh, H.-Y., Huang, J.-J., Huang, C.-T., & Chien, C.-Y. (2016). Symptom severity of patients with advanced cancer in palliative care unit: Longitudinal assessments of symptoms improvement. *BMC palliative care, 15*(1), 32.

Taylor, J., Swetenham, K., Myhill, K., Glaetzer, K., Picot, S., & van Loon, A. (2012). IMhPaCT: An education strategy for cross-training palliative care and mental health clinicians. *International journal of palliative nursing, 18*(6), 290–294.

Tchorz, K. M., Binder, S. B., White, M. T., Lawhorne, L. W., Bentley, D. M., Delaney, E. A., Borchers, J., et al. (2013). Palliative and end-of-life care training during the surgical clerkship. *Journal of Surgical Research, 185*(1), 97–101.

Terwee, C. B., Bot, S. D. M., de Boer, M. R., van der Windt, D. A. W. M., Knol, D. L., Dekker, J., Bouter, L. M., et al. (2007). Quality criteria were proposed for measurement properties of health status questionnaires. *Journal of Clinical Epidemiology, 60*(1), 34–42.

Teunissen, S., De Graeff, A., Voest, E. E., & De Haes, J. (2007). Are anxiety and depressed mood related to physical symptom burden? A study in hospitalized advanced cancer patients. *Palliative medicine, 21*(4), 341–346.

Thiemann, P., Quince, T., Benson, J., Wood, D., & Barclay, S. (2015). Medical students' death anxiety: Severity and association with psychological health and attitudes toward palliative care. *Journal of pain and symptom management, 50*(3), 335–342.

Thompson, G. T. (2005). Effects of end-of-life education on baccalaureate nursing students. *AORN journal, 82*(3), 434–440.

Thompson, M. M., Zanna, M. P., & Griffin, D. W. (1995). Let's not be indifferent about (attitudinal) ambivalence. *Attitude strength: Antecedents and consequences, 4*, 361–386.

Tierney, R. M., Horton, S. M., Hannan, T. J., & Tierney, W. M. (1998). Relationships between symptom relief, quality of life, and satisfaction with hospice care. *Palliative Medicine, 12*(5), 333–344.

Tse, C. S., & Ellman, M. S. (2017). Development, implementation and evaluation of a terminal and hospice care educational online module for preclinical students. *BMJ supportive & palliative care, 7*(1), 73–80.

University Hospital Cologne. (2019). Zentrum für Palliativmedizin Köln—Die erste Palliativstation Deutschlands. *Zentrum für Palliativmedizin Köln*. Retrieved July 24, 2019, from https://palliativzentrum.uk-koeln.de/zentrum/.

Van Boxel, P., Anderson, K., & Regnard, C. (2003). The effectiveness of palliative care education delivered by videoconferencing compared with face-to-face delivery. *Palliative Medicine, 17*(4), 344–358.

Vanderlinde, R., & van Braak, J. (2010). The gap between educational research and practice: Views of teachers, school leaders, intermediaries and researchers. *British educational research journal, 36*(2), 299–316.

Velayudhan, Y., Ollapally, M., Upadhyaya, V., Nair, S., Aldo, M., et al. (2004). Introduction of palliative care into undergraduate medical and nursing education in India: A critical evaluation. *Indian journal of Palliative care, 10*(2), 55.

Vignaroli, E., Pace, E. A., Willey, J., Palmer, J. L., Zhang, T., & Bruera, E. (2006). The Edmonton Symptom Assessment System as a screening tool for depression and anxiety. *Journal of palliative medicine, 9*(2), 296–303.

Visser, C., Hadley, G., & Wee, B. (2015). Reality of evidence-based practice in palliative care. *Cancer biology & medicine, 12*(3), 193.

Vogel, D. (2019). *Kognitive und Soziale Kompetenz Im Arztberuf: Ein Blick Auf Erwerbs- und Erfassungsprozesse Mit Besonderem Fokus Auf Empathie.* Wiesbaden, GERMANY: Springer. Retrieved July 26, 2019, from http://ebookcentral.proquest.com/lib/zbmed-ebo oks/detail.action?docID=5771189.

Weber, M., Schmiedel, S., Nauck, F. et al. Wissen und Selbsteinschätzung in Bezug auf palliativmedizinische Fragestellungen bei Medizinstudierenden. Schmerz 30, 279–285 (2016). https://doi.org/10.1007/s00482-015-0055-8

Weissman, D. E., Ambuel, B., Norton, A. J., Wang-Cheng, R., & Schiedermayer, D. (1998). A survey of competencies and concerns in end-of-life care for physician trainees. *Journal of pain and symptom management, 15*(2), 82–90.

Wessel, E. M., & Rutledge, D. N. (2005). Home care and hospice nurses' attitudes toward death and caring for the dying: Effects of palliative care education. *Journal of Hospice & Palliative Nursing, 7*(4), 212–218.

WHO. (2002). *National cancer control programmes: Policies and managerial guidelines.* World Health Organization.

WHO. (2016). WHO | Projections of mortality and causes of death, 2016 to 2060. *WHO.* Retrieved September 13, 2019, from http://www.who.int/healthinfo/global_burden_dis ease/projections/en/.

WHO. (2018). WHO | WHO Definition of Palliative Care. *WHO.* Retrieved September 25, 2018, from http://www.who.int/cancer/palliative/definition/en/.

Williams, A. M., Crooks, V. A., Whitfield, K., Kelley, M.-L., Richards, J.-L., DeMiglio, L., & Dykeman, S. (2010). Tracking the evolution of hospice palliative care in Canada: A comparative case study analysis of seven provinces. *BMC Health Services Research, 10*(1), 147.

Wong, P. T., Reker, G. T., & Gesser, G. (1994). Death Attitude Profile-Revised: A multidimensional measure of attitudes toward death. *Death anxiety handbook: Research, instrumentation, and application, 121.*

Wormald, B. W., Schoeman, S., Somasunderam, A., & Penn, M. (2009). Assessment drives learning: An unavoidable truth? *Anatomical Sciences Education, 2*(5), 199–204.

Zana, Á., Hegedus, K., & Szabó, G. (2006). A Neimeyer és Moore-féle Multidimenzionális Halálfélelem Skála validálása magyar populáción. *Mentálhigiéné és Pszichoszomatika, 7*(3), 257–266.

Zloklikovits, S., Andritsch, E., Fröhlich, B., Verebes, J., Dietmaier, G., & Samonigg, H. (2005). Assessing symptoms of terminally-ill patients by different raters: A prospective study. *Palliative & supportive care, 3*(2), 87–98.

Zwarenstein M, Goldman J, Reeves S. Interprofessional collaboration: effects of practice-based interventions on professional practice and healthcare outcomes. Cochrane Database of Systematic Reviews 2009, Issue 3. Art. No.: CD000072. https://doi.org/10.1002/14651858.CD000072.pub2.

Instrumententestung und statistischen Verfahren – eine kommentierte Literaturliste

4

Franziska Anushi Jagoda

Die in diesem Kapitel vorgestellte Literaturübersicht fokussiert die Instrumententestung und dazu verwendete statistische Verfahren. Die Darstellung orientiert sich daran, zunächst Grundlagenliteratur in Form von je zwei Methodenpapieren und Monographien vorzustellen. Diese wurden aus den vielfältigen existierenden Beiträgen ausgewählt. Entscheidend war dabei gut verständliche Literatur zur Einführung in die Instrumententestung zu finden. Im Anschluss daran werden beispielhafte Anwendungen in Journalartikeln vorgestellt, bevor zuletzt auf weitere wichtige (Online-)Ressourcen zu Reporting Guidelines eingegangen wird.

4.1   Methodenpapiere

DeVon, H.A., Blocks, M.E., Moyle-Wright, P., Ernst, D.M., Hayden, S.J., Lazzara, D.J., Savoy, S.M., Kostas-Polston, E. (2007). A Psychometric Toolbox for Testing Validity and Reliability. Journal of Nursing Scholarship, 39(2), 155–164
Der Artikel der amerikanischen KollegInnen DeVon et al. fokussiert die beiden Konstrukte der Validität und Reliabilität in der Pflegeforschung. Ziel des englischsprachigen Papiers ist es, Stärken und Schwächen der psychometrischen Evaluation von Instrumenten darzulegen und Vorschläge dazu zu machen, wie Validität und Reliabilität von Instrumenten verbessert werden können. Darüber hinaus möchten

F. A. Jagoda (✉)
Fakultät für Gesundheit; Department für Pflegewissenschaft, Universität Witten/Herdecke, Witten, Deutschland
E-Mail: franziska.jagoda@uni-wh.de

© Der/die Autor(en), exklusiv lizenziert durch Springer Fachmedien Wiesbaden GmbH, ein Teil von Springer Nature 2022
M. W. Schnell et al. (Hrsg.), *Assessments in der Palliativausbildung und -versorgung*, Palliative Care und Forschung,
https://doi.org/10.1007/978-3-658-35965-2_4

die AutorInnen Richtlinien zur Berichterstattung in pflegewissenschaftlichen Manuskripten anbieten. Um dies zu erreichen, führten DeVon et al. eine Literaturrecherche durch.

Im Hintergrund- und Methodenteil des Artikels wird die Thematik durch die AutorInnen eingeführt, das verfolgte Ziel wird dargelegt und die Literatursuche, die Grundlage für das Papier ist, wird verdeutlicht. So schlossen DeVon et al. Artikel ein, die nicht älter als fünf Jahre waren und psychometrischen Eigenschaften, sowie statistische Test und Signifikanzlevel berichteten, um den Artikel mit aussagekräftigen Beispielen aus den Gesundheitswissenschaften unterstreichen zu können.

Es folgen die Abschnitte zu den im Artikel fokussierten psychometrischen Konstrukten. Die Validität und ihre Unterkonzepte Konstruktvalidität, Augenscheinvalidität, Inhaltsvalidität, Kriteriumsvalidität (prädikative Validität, konkurrente Validität, konvergente und diskriminante Validität) werden an dieser Stelle jeweils noch einmal erklärt und erhalten der Übersichtlichkeit halber ihren eigenen kürzeren Abschnitt. Der Abschnitt zu den Validitätsarten wird durch Beispiele aus der Forschung, möglichen Messarten und Signifikanzleveln ergänzt.

Der zweite Teil des Artikels behandelt das Konstrukt der Reliabilität mit den Unterkonstrukten der Stabilität (Test–Retest) und Äquivalenz (Cronbach's Alpha und alternativen Formen), mit den genannten Methoden. Auch hier werden Forschungsbeispiele ergänzt.

Die Diskussion greift noch einmal Möglichkeiten der Verbesserung der beiden Konstrukte in Instrumenten auf und verweist auf die Tab. 2, in der die AutorInnen Richtlinien zur Berichterstattung der psychometrischen Güte eines Instruments zusammengefasst haben. Diese Tabelle gibt zusätzlich einen guten Überblick darüber, für welches psychometrische Konzept welcher Test und welcher Standard (statistischer Wert) empfohlen wird. Der Artikel schließt mit einer Schlussfolgerung über die Stärke psychometrischer Tests und ihrer Evaluation.

Der Artikel von DeVon und KollegInnen ist für fortgeschrittene Lesende geeignet, die sich näher mit den Konzepten der Validität und Reliabilität auseinandersetzen wollen, auch um geeignete Konstrukte und Methoden für die eigene Instrumententestung zu finden. Die eingefügte Tabelle gibt den Lesenden zusätzlich einen guten Gesamtüberblick über die Konzepte und die Methoden.

Terwee, C.B., Bot, S.D.M., de Boer, M.R., van der Windt, D.A.W.M., Knol, D.L., Dekker, J., Bouter, L.M., de Vet, H.C.W. (2007). Quality criteria were proposed for measurement properties of health status questionnaires. Journal of Clinical Epidemiology, 60, 34–42.
Die AutorInnen zielen mit ihrem Artikel darauf ab, Qualitätskriterien für Messeinheiten der psychometrischen Testung von Instrumenten zu formulieren, um ihren

Beitrag zur Entwicklung von Studien zur Entwicklung und Evaluation von Fragebögen zu leisten. Anhand dieser Kriterien sollen die Lesenden dann Studien beziehungsweise qualitativ gute Instrumente auswählen können.

Der Hauptteil des englischsprachigen Artikels besteht aus kleineren Unterkapiteln zu acht Konstrukten, die die AutorInnen ausgewählt haben und näher beleuchten, darunter Inhaltsvalidität, interne Konsistenz, Kriteriumsvalidität und Konstruktvalidität. Erweitert werden die Konzepte durch Reproduzierbarkeit (hier unterscheiden die AutorInnen Übereinstimmung und Reliabilität), Responsivität (als longitudinale Validität), Boden- oder Deckeneffekte sowie Interpretierbarkeit. Diese Konstrukte werden durch die AutorInnen definiert und erklärt. An geeigneter Stelle werden zusätzlich die statistischen Tests und Kennzahlen zu den jeweiligen Methoden ergänzt. Finalisiert wird der Artikel mit einer Übersichtstabelle, die die Qualitätskriterien und noch einmal eine Definition des Konstrukts auflistet.

Der Artikel von Terwee et al. ist dafür geeignet, eine Übersicht über die Konstrukte zu geben, die für die Testung eines Instruments relevant sind und die Begründung dieser. Zur Vertiefung und auch zur Anwendung der vorgeschlagenen Methoden sollten die Lesenden weitere Literatur hinzuziehen.

Aufgrund der Komplexität der Thematik existieren mittlerweile zu jedem Konzept weitere detailliertere Methodenpapiere, sodass eine gezielte und tiefgehende Beschäftigung damit möglich ist. Folgende Artikel bilden nur eine Auswahl als Beispiel dieser:

- Matheson, G.J. (2019). We need to talk about reliability: making better use of test–retest studies for study design and interpretation. PeerJ 7:e6918
- Park, M.S., Kang, K.J., Jang, S.J., Lee, J.Y. & Chang, S.J. (2018). Evaluating test–retest reliability in patient-reported outcome measures for older people: A systematic review. International Journal of Nursing Studies, 79, 58–69.
- Koo, T.K. & Li, M.Y. (2016). A Guideline of Selecting and Reporting Intraclass Correlation Coefficients for Reliability Research, Journal of Chiropractic Medicine, 15(2), 155–163.
- Polit, D.F., Beck, C.T. & Owen, S.V. (2007). Is the CVI an acceptable indicator of content validity? Appraisal and recommendations, Research in Nursing & Health, 30(4), 459–467.
- Polit, D.F. & Beck, C.T. (2006). The content validity index: Are you sure you know what's being reported? Critique and recommendations, Research in Nursing & Health, 29(5), 489–497.

4.2   Monografien

An dieser Stelle werden keine Standardwerke statistischer Methoden aufgeführt,
sondern je eine deutsch- und eine englischsprachige Monographie, die explizit auf
die Instrumententestung fokussieren.

Moosbrugger, H. & Kelava, A. (2012). Testtheorie und Fragebogenkon-
struktion. 2., aktualisierte und überarbeitete Auflage. Berlin Heidelberg:
Springer-Verlag
Die Monografie von Moosbrugger und Kelava kann sicher als deutsches Grundlagenwerk der Testtheorie angesehen werden. Die Professoren setzen sich in ihrer
Arbeit mit den psychologischen Methoden und der Methodenlehre auseinander. Die
beiden Autoren schrieben ihr Werk, sowie auch die erste Auflage, getreu dem Motto
„So fundiert wie notwendig, aber so einfach wie möglich", was dem/der Lesenden
dieser Monografie sicherlich zugutekommt.

Das Buch gliedert sich in zwei grundlegende Teile: Im ersten Teil schreiben
die Autoren über Grundlagen, der zweite Teil bietet tiefergehende Erweiterungen
zu statistischen Tests. Einem groben Inhaltsverzeichnis folgt an dieser Stelle der
besseren Übersicht halber noch einmal eine sehr detaillierte Auflistung der Inhalte
für die beiden Teile.

Zu Beginn des Buches geben die Autoren eine Einführung und einen Überblick
über das Werk. In dieser wird die Zielgruppe angesprochen und es werden die beiden
grundlegenden Begriffe „Test" und „Fragebogen" definiert. Für den Begriff „Fragebogen" wird noch einmal eine gesonderte Abgrenzung zu den englischen Begriffen
„Questionnaire" und „Scale" erläutert, die für den/die Lesende nicht unerheblich
sein sollte.

Der Grundlagenteil gliedert sich in neun Unterkapitel, die inhaltlich aufeinander
aufbauen. Zunächst geht es um „Qualitätsanforderungen an einen psychologischen
Test (Testgütekriterien)". Hier arbeiten Moosbrugger und Kevala mit Erläuterungen
zu Schlagwörtern wie „Objektivität", „Reliabilität", „Validität", „Testökonomie"
und sechs weiteren Begriffen, die Basiswissen zur Testung vermitteln und so eine
gute Grundlage für den Rest des Buches legen. Über die restlichen Unterkapitel
werden dann Themen vorgestellt, wie die Planung von Tests und Fragebögen, die
Itemanalyse, klassische Testtheorie, Reliabilitätsbestimmung, Validität, Testresul-
tate und Standards. Die einzelnen Kapitel sind mit psychologischen oder alltäglichen
Beispielen gespickt und enthalten an den Seitenrändern vereinzelt Schlagworte, die
es den Lesenden erleichtern, sich inhaltlich zurechtzufinden. Teilweise enthalten
die Texte auch gekennzeichnete Hinweise, die zum Beispiel auf andere Kapitel
verweisen und den Lesenden zusätzliche Informationen liefern. Zu jedem Ende

der übergeordneten Kapitel haben die Autoren sogenannte Kontrollfragen formuliert, die die Lesenden als Möglichkeit nutzen können, sich selbst dahin gehend zu testen, ob das Gelesene verstanden wurde. Anschließend gibt es für jedes Kapitel noch die jeweilige Literaturübersicht, sodass die Lesenden die Quellen und auch die Möglichkeit des vertieften Lesens direkt im Anschluss an das Kapitel vorfinden.

Der zweite Teil des Buches zu den „Erweiterungen", also statistischen Tests, ist entsprechend dem ersten Teil aufgebaut, sodass sich die Lesenden bereits an die Struktur gewöhnt haben. Im Anhang findet sich dann zusätzlich eine Tabelle zur Standardnormalverteilung (z-Tabelle) sowie ein Glossar, das den Lesenden die Möglichkeit gibt, wichtige Begriffe noch einmal nachzuschauen.

Das Buch bietet insgesamt einen sehr guten Einstieg in das Thema Testtheorie bzw. Instrumententestung, kann aber auch Antworten auf detaillierte Fragen geben. Daher ist als Gesamtwerk sowohl für EinsteigerInnen als auch Fortgeschrittene sehr gut geeignet.

De Vet, H.C.W., Terwee, C.B., Mokkink, L.B., Knol, D.L. (2011). Measurement in Medicine. A Practical Guide. Cambridge: Cambridge University Press
Auch wenn das Buch „Measurement in Medicine" heißt, machen die AutorInnen im Vorwort deutlich, dass es für alle wissenschaftlichen Disziplinen im gesundheitlichen Bereich nützlich, insbesondere für Masterstudierende und WissenschaftlerInnen, und nicht auf eine bestimmte Disziplin ausgerichtet ist. Der Fokus des Buchs sei die Evaluation von Instrumenten bezogen auf ihre Testgüte und die Interpretation der Scores.

Die Einführung des Buches bereitet die Lesenden auf den Inhalt vor und macht noch einmal deutlich, für wen es geschrieben wurde. Die Struktur des Werks wird vorgestellt und verschafft so eine gute Übersicht über den Aufbau. Die AutorInnen beziehen sich zu Anfang noch einmal auf Konzepte, Theorien und Modelle als Grundlagen für Instrumente. Diese Begriffe werden erläutert und anhand von Beispielen verdeutlicht. Das Kapitel wird von De Vet et al. als „Backbone" des Buches, also als das Rückgrat beschrieben, da es die Grundlage für die Entscheidungen darüber bildet, was und wie etwas gemessen werden soll. Dieses Kapitel sollten Lesende also nicht überspringen. Abgerundet wird die Einführung mit kurzen Abschnitten zur Messtheorie und klassischer Testtheorie (darunter Item Response Theorie). Es schließen sich zwei ausführliche Kapitel zur Entwicklung eines Instruments und zur Feldtestung dessen an. Den Qualitätskriterien Reliabilität, Validität, Responsivität und Interpretierbarkeit werden jeweils ausführliche Einzelkapitel gewidmet, die durch Beispiele aus Studien und statistische Details ergänzt werden. Alle Kapitel des Buches schließen mit einer Zusammenfassung des Inhalts und mit mehr oder weniger langen Aufgaben für die Lesenden ab, mit denen sie das erlangte Wissen noch einmal testen und vertiefen können.

Als Grundlagenwerk ist dieses Buch für alle Lesenden geeignet, die sich mit Instrumententestung auseinandersetzen müssen, aber kein Vorwissen zu dem Thema besitzen. Das einfache Englisch macht es dabei für jede Person zugänglich.

4.3   Journalartikel

Teike-Lüthi, F., Bernard, M., Beauverd, M., Gamondi, C., Ramelet, A.-S., Borasio, G.D. (2020). Identification of patients in need of general and specialized PALLiative care (ID-PALL): item generation, content and face validity of a new interprofessional screening instrument. BMC Palliative Care, 19(19).
Ziel der Studie aus der Schweiz war die Beschreibung der Entwicklung eines neues Screeninginstruments für Professionelle des Gesundheitswesens zur Identifikation von PatientInnen, die unabhängig von ihrer Erkrankung eine allgemeine oder spezialisierte palliative Versorgung benötigten.

Methode: Die AutorInnen orientierten sich bei der Entwicklung des Instruments an DeVellis et al. und Streiner et al. Der vierstufige Prozess schloss folgende Schritte ein: 1) Bestimmung des zu messenden Konzepts (hier palliative Versorgung), 2) Entwicklung eines Sets an Items, 3) Überprüfung der Items durch ExpertInnen (Inhaltsvalidität) und 4) Sichtung der Items durch die Zielgruppe (Pflegefachpersonen und MedizinerInnen) (Augenscheinvalidität).

Eine Literaturrecherche wurde zur Identifikation bestehender Definitionen von palliativer Versorgung durchgeführt (1). Relevante Items wurden dann aus der Literatur und bereits publizierten Instrumenten zur Identifikation ausgewählt. Ein interdisziplinäres Team aus ExpertInnen der palliativen Versorgung (Clinical Nurse Specialist, PsychologIn, AllgemeinmedizinerIn; die AutorInnen) bearbeitete, clusterte und veränderte die Items im Zuge der gemeinsamen Diskussion. Anschließend wurde durch die Gruppe beschlossen, welche Items der jeweiligen Gruppe ‚spezialisierte palliative Versorgung' oder ‚allgemeine palliative Versorgung' angehörten (2). Anhand einer veränderten Delphi-Technik mit Fragebögen wurde die Relevanz und die Verständlichkeit der Items bezogen auf die zwei Gruppen (spezialisierte palliative Versorgung und allgemeine palliative Versorgung) von ExpertInnen in drei Runden eingeschätzt (3). Anschließend wurde die Relevanz, die Verständlichkeit und Machbarkeit der Items des Instruments durch die Zielgruppe anhand eines Fragebogens bewertet (4).

Ergebnisse: Eine Testversion des Instruments mit 25 Items für die allgemeine palliative Versorgung und 18 Items für die spezialisierte palliative Versorgung wurden mithilfe der ersten beiden Schritte entwickelt. Im Rahmen der drei ExpertInnenrunden wurden aus den 25 Items (allgemeine Palliativversorgung) 7 für das Instrument identifiziert, von den 18 Items (spezialisierte palliative Versorgung) noch 8. Die Mehrheit der Zielgruppe waren der Ansicht, dass ihnen die Items helfen würden, PatientInnen mit Bedarf einer der beiden Arten palliativer Versorgung zu identifizieren. Die Länge des Instruments wurde als angemessen eingeschätzt und die Mehrheit der Zielgruppe verstand, wie das Instrument genutzt und die Ergebnisse eingeschätzt werden sollten. Die Hälfte der befragten Zielgruppe bat jedoch um die Verbesserung der Eindeutigkeit einiger Items. Schlussendlich konnten zwei Item-Listen finalisiert werden.

Diese Studie verdeutlicht den Lesenden auf anschauliche Art und Weise, wie die einzelnen Schritte einer Instrumententestung miteinander zusammenhängen und wie groß der Aufwand einzuschätzen ist.

Casale, G., Magnani, C., Fanelli, R., Surdo, L., Goletti, M., Boyd, K., D'Angelo, D., Mastroianni, C., and the SPICT-IT study Group. (2020). Supportive and palliative care indicators tool (SPICT): content validity, feasibility and pre-test of the Italian version. BMC Palliative Care, 19, ePub.
Ziel der italienischen Studie von Casale et al. war die Übersetzung, kulturelle Adaption und Messung der Inhaltsvalidität und Machbarkeit des SPICT-IT, einem Instrument, das Personen in der klinischen Versorgung unterstützt, unbefriedigte Bedürfnisse in der palliativen Versorgung von PatientInnen durch die Evaluation der bereits geleisteten Versorgung zu identifizieren. Das SPICT wurde in der Grundversion ursprünglich von der Primary Palliative Care Research Group der Universität Edinburgh in Schottland entwickelt.

Methode: Die Übersetzung und kulturelle Adaption wurden dem Beaton Protokoll und den WHO Empfehlungen entsprechend durchgeführt. Dafür wurde das Tool zunächst von zwei italienischen MuttersprachlerInnen gleichzeitig, allerdings unabhängig voneinander übersetzt. Anschließend wurden die beiden übersetzten Versionen des Tools synthetisiert. In einem dritten Schritt wurde dann die Rückübersetzung durch eine Person, deren Muttersprache Englisch war, durchgeführt und diese Version wurde zuletzt von 10 ExpertInnen konsentiert. Mithilfe von 11 weiteren ExpertInnen wurde dann die Inhaltsvalidität der präfinalen Version des SPICT-IT gemessen. Anhand einer 4-Punkt-Likert-Skala schätzten sie die Deutlichkeit und Relevanz der einzelnen Items ein (1 = nicht relevant; 2 = eher relevant;

3 = ziemlich relevant; 4 = höchst relevant). Der Content Validity Index für Items (CVI-I) und der Content Validity Index für die Skala (CVI-S) wurden errechnet.

Ergebnisse: Bezüglich des Äquivalenzvergleichs wurde die Version des Tools an einigen Stellen angepasst. Der CVI-S wurde mit 0.86 gemessen. Die Mehrheit der HausärztInnen (93 %), die das Tool auf ihre Machbarkeit testeten, gaben an, dass sie das SPICT-IT in der täglichen Versorgung nutzen würden.

Die Studie zeigt in verkürzter gradliniger Form die Instrumententestung, nachdem ein Instrument in eine andere Sprache übersetzt wurde, da dies noch einmal andere forschungstechnische Implikationen mit sich bringt.

4.4   Weitere (Online-)Ressourcen

Für die transparente und qualitativ hochwertige Verschriftlichung von Studien existieren sogenannte **Reporting Guidelines,** die genau beschreiben, was und wie Informationen in einer Publikation aufgenommen bzw. beschrieben werden sollen. Diese Guidelines existieren für jegliche Arten von Studien, eine Übersicht findet sich beim Equator Network (**E**nhancing the **Qua**lity and **T**ransparency of Health **R**esearch): https://www.equator-network.org. Für die Instrumententestung werden die Guidelines der **COSMIN** Group (https://www.cosmin.nl) und **GRRAS** (https://www.equator-network.org/reporting-guidelines/guidelines-for-reporting-reliability-and-agreement-studies-grras-were-proposed/) relevant. Die GRRAS Guideline unterstützt dabei das Berichtswesen bezüglich Reliabilitätsstudien. Die COSMIN Group hat es sich zum Ziel gesetzt, die Auswahl von Instrumenten zur Messung von gesundheitlichen Outcomes zu verbessern, indem sie eine transparente Methodik und praktische Instrumente zur Auswahl des am besten geeigneten Instruments zur Ergebnismessung in Forschung und klinischer Praxis entwickeln und fördern. Neben Reporting Guidelines hilft die Gruppe bestehend aus einem interdisziplinären Team an WissenschaftlerInnen auch bei der Auswahl an bereits getesteten Instrumenten oder bei der Einschätzung der Qualität einer Studie zur Instrumententestung und bietet WissenschaftlerInnen so auf unterschiedliche Art Unterstützung.

The manufacturer's authorised representative in the EU is Springer
Nature Customer Service Centre GmbH, Europaplatz 3, 69115 Heidelberg,
Germany. If you have any concerns regarding our products, please
contact ProductSafety@springernature.com

Printed and bound by CPI Group (UK) Ltd, Croydon, CR0 4YY
24/04/2026
02096340-0007